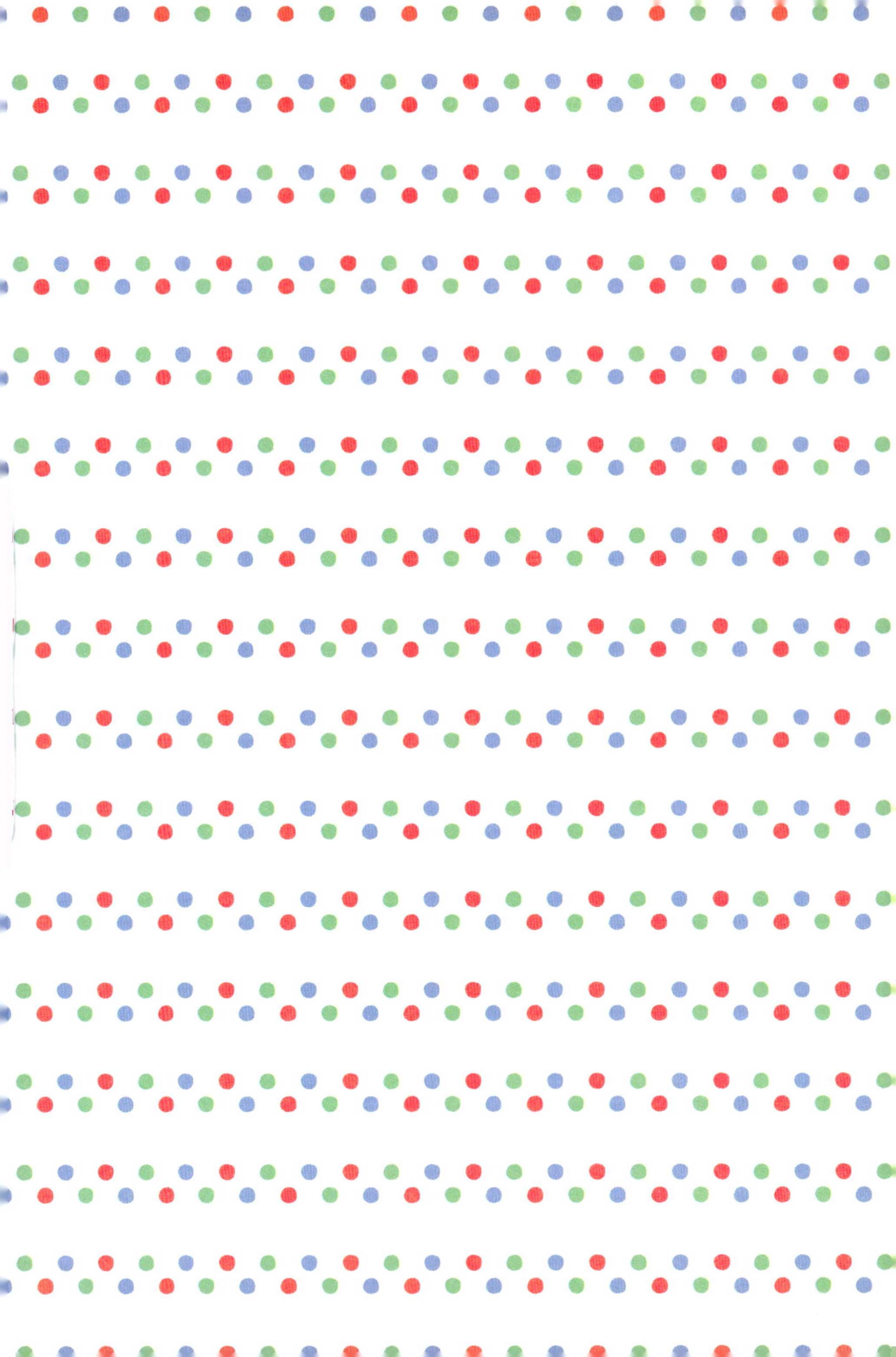

你的煩惱，身體有解

釋放壓力，驅散焦慮，了解多重迷走神經的第一本書

吉里恒昭——著
Tsuneaki Yoshizato
李瑷祺——譯

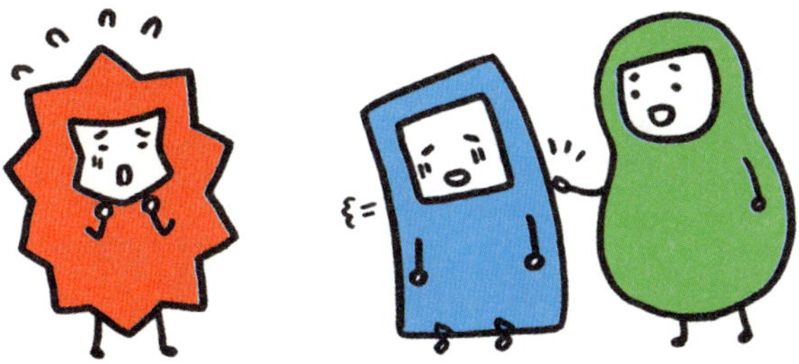

「ポリヴェーガル理論」
がやさしくわかる本

前言
照顧內心，從了解身體開始

感謝你翻開這本書。不知道你在讀這本書的時候，期待能在書中看到什麼呢？是對「多重迷走神經理論」這個關鍵詞感到好奇？還是希望從中找到能解決某個煩惱的線索？其中應該還有一些對心理學或心理諮商有興趣的讀者吧？

無論你是屬於哪一種，我都希望這是一本「能對正在閱讀的你『有幫助』的書」，這是我開始撰寫本書的初衷。

所謂的「有幫助」，是當我們認爲「某件事對實現某個目的或目標產生正面效果」時所使用的說法。比方說，下雨時對我們有幫助的工具、在學習上有幫助的工具等等。同樣的，我衷心期盼當各位需要解決問題時，這本書能對大家有幫助。

本書所要介紹的有用工具，是根據名爲「多重迷走神經理論」所發展出的「思考方式」。「多重迷走神經理論」是一種全新的自律神經理論，而我相信，根據它所發展出的這套思考方式，對於解決問題及改善生活，一定能有所幫助。

在介紹撰寫本書的背景前，請容我自我介紹，我名叫吉里恒昭，是一名臨床心理師（提供心理諮商），在身心科工作已有二十二年的資歷。我們的工作是幫助患有精神疾病（例如憂鬱症、成癮症、焦慮症、心理創傷症狀）的人恢復健康。

身心科往往被看成是「精神疾病診所」或「治療心理疾病的地方」，但我覺得這樣的解讀方式，容易使人產生誤解。當我們以這種方式詮釋身心科時，許多患者會因此產生某些根深蒂固的想法，例如「我必須治癒自己的心」「我必須改正自己的思維方式和個性」，或「就是因爲我不夠努力，才會得到精神疾病」等。

但事實並非如此。當我們的心生病時，並不表示「只要直接醫治內心，就能使其痊癒」，也不表示「當事人是因爲心理不正常，所以才需要接受治療」。事實上，在身心科的治療過程中，我們經常看到的情況並非「改正一個人的心理或個性」，反而是「將身體的狀態整頓好。當身體狀態變好時，身體就能恢復原有的能量，大腦的狀態也會改善，最終心理也會跟著復原」。能幫助我們解釋「身心之間的關係」與「恢復心理健康」的，正是以「多重迷走神經理論爲基礎的思考方式」。

我在二〇一七年接觸到多重迷走神經理論。第一次接觸的感想是「雖然理論本身十分艱澀，要學會它眞的很困難，但這個理論似乎能撥開我心中的迷霧……」。等到我學習得夠深入後，我也逐漸能運用它，向患者有效地說明身心之間的關係。對於從事身心健康相關工作的我來說，多重迷走神經理論已成了對我而言非常有幫助的「思考方式」。

有了這樣的經驗，自二〇二〇年起，我與其他心理師以及助人工作者一起舉辦關於多重迷走神經理論運用的相關課程。透過課程而認識的心理師和助人工作者們也說，以多重迷走神經理論爲基礎的思考方式對他們十分有幫助。

我們收到了許多回饋，有人表示：「首先，自己的人生變得更輕鬆了。」也有人說：「在助人工作上很有幫助，連我的身心都變健康了。」隨著相關課程一次又一次舉辦，我也開始聽到非相關行業學員的回饋，認爲多重迷走神經理論不僅能用在助人工作上，在教育領域、企業培訓等方面也很有用。

另一方面，也有些人告訴我，多重迷走神經理論的書籍，大多是爲專業人士所寫，一般讀者很難理解。因此，我盡可能以平易近人的方式撰寫本書，讓第一次接觸多重迷走神經理論的人也能理解並加以運用。

多重迷走神經理論是一個比較新穎的觀念，關於這方面的研究，可以說才剛起步而已。這個理論本身也十分深奧且涉及廣泛，如果本書激發了各位的興趣，我也會鼓勵讀者可以再找其他的參考書籍來閱讀。

本書會談到多重迷走神經理論中的基礎部分，並介紹我、同業夥伴與患者一起創建的「多重迷走神經理論使用方法」。若能對讀者往後的人生帶來幫助，將是我的榮幸。

現在，就讓我們一起了解多重迷走神經理論吧！

Contents

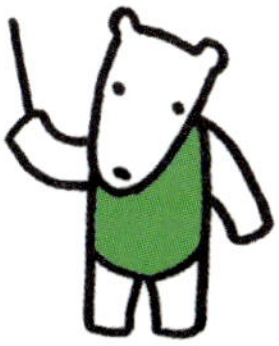

第2章 深入了解三種自律神經

第5章 改變對煩惱的看法

序章

擺脫不了煩惱的人們

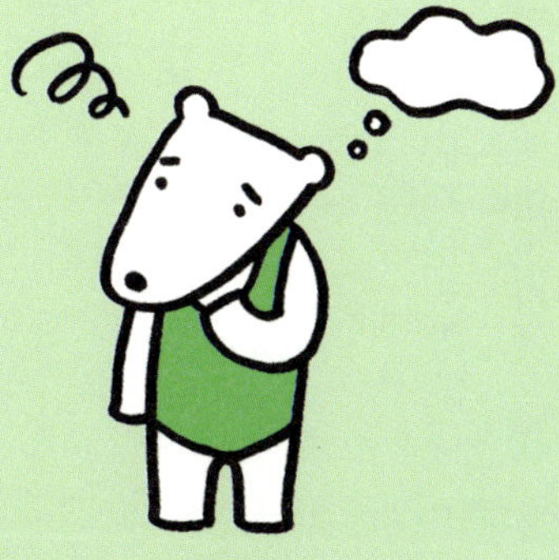

0-1

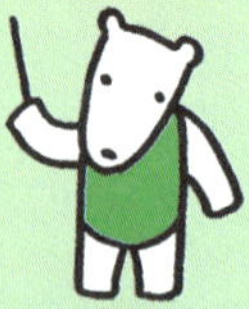

你的煩惱是自己造成的？

你有什麼煩惱嗎？或者，你所愛之人是否遇到了什麼煩心事？

人類的煩惱不外乎三種：人際關係、健康，以及金錢（經濟上的焦慮）。你的煩惱屬於哪一種呢？

阿德勒心理學在日本蔚爲風潮。阿德勒博士曾說：「所有煩惱都是人際關係的煩惱。」確實，沒有人際關係的世界是不存在的，因此這種說法也說得通。我相信在很多時候，只要透過學習和實踐像是阿德勒心理學、人際溝通分析等各種形式的心理學，就能改善人際問題。

現實生活中，我也持續以臨床心理師的身分學習心理學，並運用在實務工作上。心理學不僅能對患者產生很大的效用，也有助於自身的成長。然而，在身心科診療的第一線上，許多時候光靠心理學是不夠的。

健康方面的煩惱，無論古今東西，總是多不勝數。尤其是自新冠肺炎疫情席捲全球以來，人們對健康資訊的關注程度似乎又更上一層樓。無論在商業或專業研究領域中，「健康」已成爲許多人高度重視的議題，我們總是在討論什麼食物有益健康？什麼藥物可以治病？什麼保健方法可以預防老化？

對許多人來說，關於金錢的煩惱也很普遍。近年來，「投資」已然成爲一股風潮，教導大家理財或建立正確金錢觀的相關活動正逐漸增加。此外，基於大家對工作的看法越來越多元，賺錢營生的方式也變得更多樣化，關於這方面的煩惱也連帶增加許多；而它們背後，很可能正是出於對金錢的焦慮。

面對煩惱的兩種反應模式

假設，你正在聽朋友訴說他們遇到的困擾。

「我跟先生之間的事眞的讓人很心煩（以下內容省略）……爲什麼我得每天爲

了這些事情煩惱啊？」

「我每天早上至少會快走三十分鐘，也有控制糖分的攝取，爲什麼就是瘦不下來？」

「不知不覺就在網路上買了一堆東西。這幾個月來，我不只沒存到錢，甚至變成月光族。爲什麼我的意志這麼薄弱？」

當別人向你傾訴這類煩惱時，你會如何回答？我認爲，回應模式主要可以分成以下兩種：

第一種模式是從**「思考造成問題的原因」**切入，展開對話。

第二種模式是以**「提供正確的解決之道」**爲主題展開對話。

然而，這兩種模式各有其缺陷。接著，我們來仔細看看這兩種回應模式需要注意什麼事情。

模式一・思考造成問題的原因

習慣採用這種模式的人，一旦遇到煩心事，或碰到別人向你訴苦時，會傾向於思考「事態爲何會演變至此」，並試圖找出原因或理由。

我的意思並不是「找出原因是不好的」。只不過，一味只想找出原因，最後往往會變成「找出誰才是罪魁禍首」。換句話說，這種觀點會讓我們不自覺地想把原因歸咎在某人身上，思考「誰該爲這件事負責」。

尤其是，當你將造成煩惱的源頭歸咎在當事人身上、認爲「各人造業各人擔」時，當事人不但有可能對此表示十分反彈，也可能會失去解決煩惱的動力。

無論是「之所以會有問題，一定是某個人造成的」或「想要解決問題，就必須糾正做錯事的人」，這類想法正是讓人無法擺脫煩惱的一大要因。

這類想法會將責任歸咎在當事人或出現在對話裡的人物。舉例來說：

「職場的人際關係出現煩惱，就表示那個人自己有問題。」

「你會覺得身體不舒服，根本就是性格上的問題，是你神經繃得不夠緊。」

「之所以一直爲金錢所苦，還不就是當事人的能力不足？」

「夫妻關係不佳，是因爲老公有問題啦！」

「我的問題一直無法解決，是因爲父母和老師都不肯改變。」

我並沒有打算批評這種想法的好壞，而是希望**當事人能從「是否有幫助」的角度來反思這些想法**。

當你試圖解決自己（或他人）的煩惱時，是否也曾不自覺陷入「尋找原因／歸咎於人」的漩渦裡？事實上，**想要解決煩惱，重點就在於跳脫這個漩渦**。

我有兩點建議，能幫助大家避免這類問題。

首先，是意識到自己「想把問題歸咎於某人」。我們經常反射性地浮現「我爲什麼會是這種性格？」或「都是因爲我，事情才會變成這樣」的想法，但我想提出的建議是：**改變視角，把煩惱視爲身體狀態造成的影響**。關於這部分，本書後面將會再詳細討論。

第二個建議是，不僅要問自己：「爲什麼我會有這麼多問題？」**還要問：**

「我想怎麼做？」和**「我想成爲什麼樣的人？」**這能讓我們放眼未來，而非一味著眼於過去。

模式二・提供正確的解決之道

傾訴煩惱時，第二種展開話題的模式是「提供正確的解決之道」。習慣採取這種模式的人，**不論是面對自己的煩惱，或是遇到別人向自己傾訴煩惱時，經常會說出「（自認爲）正確的解決方案」，像是「當初應該這樣做比較好」或「爲什麼不這樣做」之類的話。**

我的意思並不是「不准告訴對方正確的解決之道」，重點在於，當我們開始探討「正確的解決之道」，說出諸如「當初應該這樣做」「正常來說，應該這樣做才對」等話語時，結論往往會變成「是遇到麻煩的人太無知，連正確的做法都不知道」，或是「如果試過那個方法卻沒有用，那一定是當事人自己有問題」。

再說，如果因爲被批評「正常來說，應該是這樣做吧」，而使得當事人陷入自我懷疑的話，往往會讓他們花費更多不必要的精力，好讓自己「變得正常」，反而會讓他們更深陷煩惱之中。

換句話說，我希望各位能意識到，無論是模式一或模式二，都會帶來這樣的風險：最後的結論會變成「問題出在感到煩惱的當事人身上」，而導致「煩惱的人開始責怪自己」。

這裡，我想請大家思考的是：**真的有「正確的解決之道」嗎？真的有「只要這樣做，就一定能解決問題」的辦法嗎？**

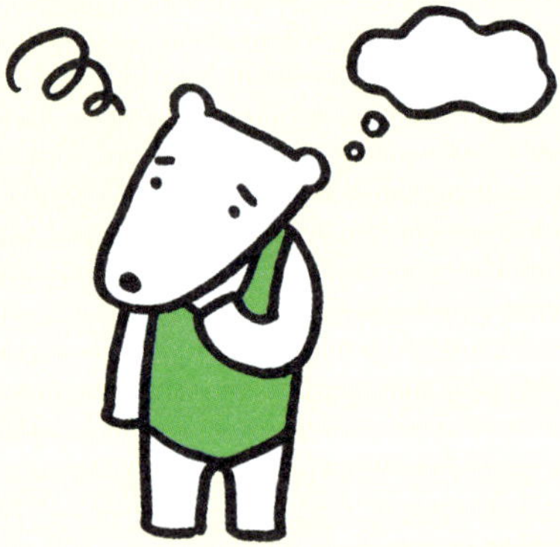

0-2 實用書的好處與壞處

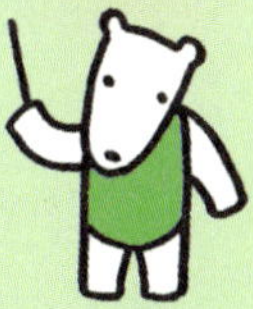

上一節提到，煩惱可以分爲三大類，分別是「人際關係」「健康」和「金錢」。

「立即解決人際關係問題的七個方法」
「只要這樣做，馬上就能變健康的十項祕訣」
「絕對能增加營業額的五個步驟」

坊間可以看到各種實用書籍和教戰手冊，試圖爲讀者解決人際關係、健康及金錢上的煩惱。

「只要照著做，任何人都能獲得成果」的書確實存在，像是食譜、生活小物縫紉教學、操作工具的方式等，由於這些事物的操作步驟可以輕易地標準化，因此一旦編輯成書籍，就能造福許多人。

然而，這**三大類型的煩惱往往複雜地交織在一起，就算根據標準流程來解決問題，也不一定能見效**。我們也可以說，這是因爲人際關係、健康、金錢的相關問題，都與非機械式的「生命活動」有關。

然而許多人陷入困境時，除了找別人商量，最直覺的反應就是求助於實用書。這種方法有些時候有用，有些時候卻又發揮不了作用。

實用書為何無法發揮作用？

當你遇到前面所說的三大類煩惱，也去找了相關的實用書來看，卻發現沒有用的時候，你可能會出現這樣的想法：

「這個方法應該是對大家都有用才是，然而唯獨對我沒效，一定是因爲我有問題。」

我身邊有許多人都有這種困擾。

實用書的內容多半會以層次井然、組織分明的方式整理歸納；如果作者是某個領域的權威人士，更會讓這本書看起來像是「正確答案」或「正確方法」。如果有人眞的照著書裡所教的方法實踐，仍然一無所獲的話，就很容易認爲「都是我不好」。

從這一點來看，我認爲**實用書的壞處在於「當事情發展得不順利時，很可能讓人責怪自己（或他人）」**。

認為「原因出在某人身上」時被忽略的事

一旦遇到煩惱，就認爲「原因出在某人身上」或「問題之所以無法順利解決，都是那個人的錯」是很自然的，不只是周圍的人這麼想，感到困擾的當事人也會這麼認爲。這個想法本身並無對錯，但我想透過這本書告訴大家的是，我們還可以**從另一個角度來思考問題，也就是：「這個想法對當事人來說，有沒有幫助？」**

從另一個方面來說，想解決問題時，如果**包括當事人在內的每個人，都能持續進行「不把原因歸咎於任何人的對話」，反而有可能提升成功的可能性**。

擔心孩子成績的父親

舉例來說，有位父親看到孩子功課跟不上、學業成績下滑，因而感到煩惱。

某天，父親看到一位名師的影片，名師在影片中說：「只要用A教學法來指導孩子，成績就會進步。」父親想在孩子身上嘗試這套方法，於是學習了A教學法。他多次使用這種方式教孩子，但孩子的反應卻不太好，甚至表示：「我越來聽越不懂了。」

這時，父親的煩惱已經從「擔心孩子成績不好」變成「爲什麼自己用了A教學法，孩子卻聽不懂」。他開始尋找原因，有可能是孩子的智力不夠，也可能是自己沒有指導的天賦。

看到孩子因爲聽不懂課程內容、功課跟不上同學而沮喪時，父親就變得更焦躁。即使繼續用A教學法說明也沒用，但看到孩子越來越厭煩的樣子，反而更讓父親執意非得用A教學法把孩子教到會爲止——這種情況應該十分普遍吧？

擔心母親健康的女兒

有這麼一位女兒，每天照顧需要看護的母親。儘管她明白，失智症讓母親的記憶變得模糊，但親眼見到母親逐漸失去照顧自己的能力，忍不住感到既悲傷又沮喪。爲了防止失智症惡化，這位女兒聽從了醫療和照護人員「B飲食法和C運動很重要！」的建議，並學習操作的方法。

她不斷告訴母親：「我們要努力實踐B飲食法和C運動！」但母親對自身狀況缺乏病識感，令女兒感到無力。正當她沮喪之際，她想起有人曾告訴她：「失智症是一種不可逆的疾病，只能緩和，無法好轉。」這句話盤旋在她的腦海中，導致她開始失去動力：「即使執行了B飲食法和C運動，恐怕也不會有什麼用。」「媽媽自己都沒有動力去做，乾脆放棄算了。」

結果，她將無法實踐B飲食法和C運動的原因，歸咎於自己的自暴自棄，覺得都是自己（或母親）性格上的問題——這種情況不也很常見嗎？

試著改變看待煩惱的方式

讓我們總結一下這兩個例子。第一個例子裡，父親使用A教學法教導孩子，遇到困難後，可能會認爲原因在他或孩子身上，並認爲這樣是有問題的。第二個例子裡，女兒認爲媽媽沒有好好實踐B飲食法和C運動的原因，是自己或母親的性格所致，並認爲這樣有問題。

但眞的是這樣嗎？接下來，**我們將問題或煩惱分爲「事實」（確實發生的事）和「體驗」來看看吧**。

◆擔心孩子成績的父親——另一種解讀

在第一個例子裡，「我的孩子無法理解上課內容，所以成績變差了」——這是一項事實。

針對這項事實，父親產生「這個狀況表示有問題，我想幫孩子」的想法，於是嘗試了A教學法，但他得到的體驗是「既焦急又生氣，還否定了孩子」。

相同的事件會因為身體狀況不同，而有不同的解讀

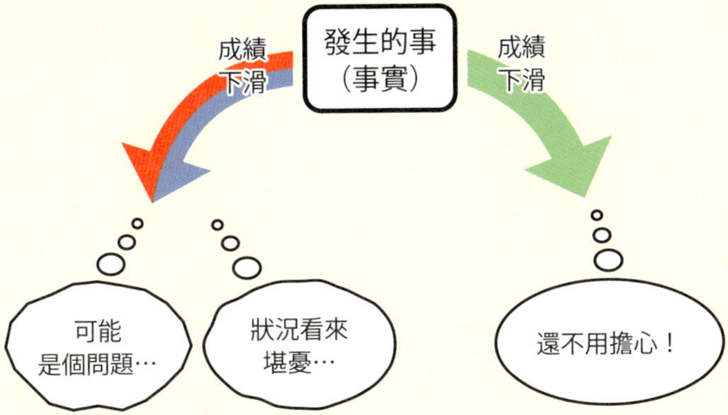
發生的事
（事實）
成績
下滑
成績
下滑
可能
是個問題…
狀況看來
堪憂…
還不用擔心！

　　現在，我們改變一下對事件的解讀方式：不是「將成績下滑視爲問題」，而是**「身體的狀態讓大腦覺得眼前的狀況不妙，才讓父親把課業表現不佳視爲問題」**。這麼一來又會如何呢？

　　實際上，即使孩子的成績下滑，這位父親也有可能並不覺得這有什麼好大驚小怪的，但在**「身體狀態與各種條件的交互作用下，才導致他把這個狀況視爲問題」——這就是本書所採取的思考方式。**

◆擔心母親健康的女兒——另一種解讀

　　接下來，我們也將這個思考方式應用於第二個例子。「母親逐漸無法靠自己用

餐或洗澡」——這是一項事實（確實發生的事）。

針對這項事實，女兒「認爲是一個嚴重的問題，因爲病情越來越嚴重，所以她嘗試各種方法，結果卻徒勞無功」——這是她的「體驗」。

如果不是「將母親無法靠自己吃飯或洗澡視爲問題」，而是「身體的狀態讓大腦覺得眼前的狀況不妙，導致女兒覺得這是一個問題」，事情會變得如何？

說不定，這位女兒本來並未認定母親的狀況已經很糟，但在**「身體狀態與各種條件的交互作用下，才導致她認爲這個狀況令人絕望」——這就是本書所採取的思考方式**。

「身體狀態」是指什麼？

那麼，到底是怎樣的「身體狀態」，讓前面提到的父親和女兒產生了這樣的體驗？

本書所採用的解讀方式是**「因爲當事人的身體狀態失衡，才會產生『將事實視爲問題』的體驗」**。

說得誇張一點，**在身體狀態失衡的情況下，我們很容易認為這個世界正處在危機四伏之中**。一旦身體狀態恢復平衡，我們就會覺得世界局勢不至於（過度）危險，大致上來說還是安全、沒有問題的。

雖然可以用「身體狀態失衡」來涵括，但它所涉及的因素其實很多，包括大腦、感官、荷爾蒙、內臟、血糖（與營養素）及熱量等不同面向的狀態。在各種因素裡，本書選擇**「自律神經系統的狀態」**加以介紹。想當然耳，我們不可能光是透過自律神經系統，就將所有的煩惱和人類的體驗解釋清楚。這裡只是為了方便起見，而想**「試著透過自律神經系統來理解煩惱和體驗」**，並將它介紹給大家。

也就是說，**當自律神經系統失衡，我們就會將各式各樣的狀況解讀成「有問題的事件」或「有危機的狀況」**，並產生這樣的體驗。

如果把身體比喻為汽車的話：

當我們看到某件事發生時，既可以「把它視為一個問題」，也可以「不將它視為問題」。就像是在同樣的路況條件下開車兜風，差別在於其中一輛車子的車況不佳，開起來搖搖晃晃的；另一輛則是車況良好，行駛在道路上十分平穩。

這個比喻是否更能讓各位具體理解「在身體狀態不佳的情況下觀看世界，就會感到世界處於危機之中」是什麼感覺？同樣的道理，各位是否也能理解「在身體狀態良好的情況下看世界，就會覺得世界很安全」的感覺？

在這本書裡，我試著將「事件」和「體驗」，以及「當事人」和「身體」分開來解讀。

從心理方面來描述的話，有時我們會將自律神經系統失衡的狀態形容爲「掙扎」或「糾結」。本書則會反過來，將這種心理上的狀態解讀爲**「自律神經系統失衡」**。

0-3 煩惱是一種掙扎

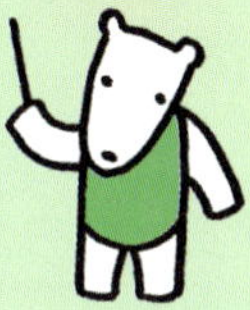

「掙扎」是什麼意思？

字典上的解釋是指「彼此對立，互不讓步，相互敵視」和「內心存在著相反的動機、欲望、情感，而不知該如何取捨」。這樣的解釋似乎基於一項前提：相反的事物彼此對立，其中一方是正確的、正義的，其他都是錯誤的。

前面曾提到「實用書發揮不了作用的情況」。我也提過，有些人一看到有人無法實踐實用書所提供的「正確方法」，就會歸因於當事人自己有問題、缺乏能力、性格不正常，像是「因爲他們根本不想做」「因爲他們沒有幹勁」「因爲他們不是眞的想改變」或「因爲他們根本不具備執行能力」等。

掙扎是一件壞事嗎？

事實上，一個人有不想做事、提不起勁、不想改變、無法百分之百發揮能力……的時候，不是很正常的事嗎？雖然每個人的「這種時候」有程度上的差異，但應該是任何人都會遇到的吧？

至於「既想做，又不想做」「雖然不想做，但還是嘗試看看」「既想堅持下去，又不想再堅持」「雖然不想堅持了，但仍想再堅持下去」……像這樣的掙扎，每個人也都應該經歷過。

儘管這些掙扎是任何人都有可能陷入的，但當我傾聽患者的煩惱時，卻經常觀察到，「掙扎是一件壞事」的想法正在折磨著他們。他們認為，這種「既想做，又不想做」的態度很差勁；或是覺得自己應該要乾脆一點，要做就做，不做就不做。然而在我看來，用這種方式思考，只會讓煩惱加劇。

有這種想法的人，很可能都曾因爲自己的掙扎，而遭到他人批判或指責。因爲有這樣的經驗，自然會想盡快擺脫掙扎的狀態；更何況，掙扎本身就是件很讓人痛苦的事。因此，想（盡快）做出非黑即白的選擇，是再合理不過的事。

在這種情況下，你很可能會認爲**「除非我能擺脫掙扎，否則解決不了問題」，但這種想法反而讓自己更痛苦**。認爲「除非擁有快刀斬亂痲的明確意志，否則無法解決問題」的人，事實上也不在少數。

舉個例子。

「我在YouTube看到一部影片，裡面提到，上午散步有助於憂鬱症治療，所以我一直想讓自己能在早上出門散步，但眞的很難做到……果然是因爲我意志薄弱，所以才沒辦法持之以恆吧？我該怎麼強化自己的意志力才好呢？」

常有患者問我類似的問題。

患者原本的目的是「改善憂鬱症」，但不知不覺中，問題被偷換成「自己的意志薄弱」，自己的想法也變成了「如果我不強化自己的意志力，就無法持之以恆地在早上散步，也無法治好我的憂鬱症」。

這讓他無法看見自己還有其他選擇，像是「即使沒有堅強的意志力，也能讓憂鬱症獲得改善」或「即使不在早上散步，依然能治療憂鬱症」的可能。

硬要說的話，「雖然憂鬱症沒有好轉，卻能過著幸福的生活」或「雖然患有某種疾病，卻能過著安穩的日常」，這樣的可能性絕對存在。

「必須改變掙扎中的自己，才能解決某個煩惱」的想法，常常會如前面所舉的例子一樣，為我們帶來痛苦。問題是，我們真的能斬釘截鐵地說「掙扎就是有問題」，因此「必須擺脫掙扎才行」嗎？

掙扎的本質是什麼？

「既想改變，又不想改變」「雖然不想改變，但仍想改變一下」「雖然不想做，卻還是做了」「雖然想做，卻停了下來」……像這樣的掙扎是如何產生的？

在臨床心理學上，有時會用「潛意識」來解釋，像是「可能是你的潛意識不想改變」或「也許是你的潛意識想這麼做」。但各位是否覺得，這種方式會給人一種「我們心裡存在一個不是自己的自己」的感覺？

「既想改變，又不想改變」的狀態看似矛盾，但只要用「潛意識」的概念就說得通了（感覺上說得通）。有些人會因此被說服，而釋然地想：「原來如此，原來潛意識的自己是這樣想的啊。」只要當事人能接受，當然就沒問題了，甚至可說是能帶來莫大幫助的一套解釋。

但也有些人會想：「潛意識是什麼？未免太嚇人了吧。」一旦知道有「潛意識」這種東西後，反倒讓人變得更不安和困惑，造成他們的困擾。有時候，我們也會形容潛意識是「深層心理」，但聽在某些人耳裡，卻似乎會把它想像成一個「深不見底的世界」。

現在，**如果不使用潛意識的概念，而是用「自律神經系統的生理反應」來說明「掙扎」，會發生什麼事呢？**以我個人的經驗，有些人覺得這樣比較不會令人害怕，也更好理解；還有些人說，因爲身體是看得見的，和心靈或潛意識這些抽象的概念不同，所以更容易想像。

自律神經並不是一個不存在的虛構世界，而是實際存在於人體內的系統。由於這些神經是在身體無法意識到的區域工作，所以確實也可以說它和潛意識一樣，是意識無法掌控的。換句話說，我們不妨**將「掙扎」視爲「多種自律神經正在做出反應的狀態」**。當然，這只是其中一種思考方式而已，本書就是要向讀者詳細解說這種思考方式。

0-4

從身體獲取解決煩惱的線索

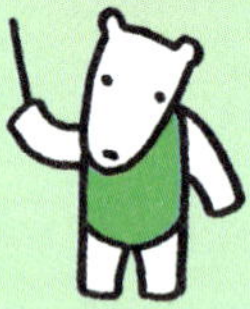

在上一節中，我提議將「掙扎」視爲「多種自律神經正在做出反應的狀態」。但這種解讀方式爲什麼能幫助我們解決煩惱呢？

如果把掙扎當成「因爲當事人太軟弱」或「因爲當事人的內心不夠強韌」所導致，我們就會認爲解決煩惱的途徑是「提升心理韌性」（導正脆弱的心），或「改善性格／人格」，必須透過當事人的努力才能達成。

另一方面，如果我們假設「掙扎是身體（自律神經）的反應」，就會把「調整身體」或「讓身體變得更好」當成解決煩惱的途徑。有些人認爲，比起看不見、抓不到的內心，身體不但直觀可見，也更容易感受，要找出解決之道，似乎也比較容易。

換句話說，本書的宗旨就是提出一個新的觀點，讓各位從身體獲得線索，把身體當成戰友，和它一同前進，從而有機會改善目前的狀態（煩惱）。

「從身體獲得線索」是什麼意思？

具體來說，到底該如何做才好呢？

舉例來說，有些人會煩惱：「有時我只想一個人獨處。雖然我覺得自己是個善於交際的人，但有時也迫切渴望拋下一切，遠離家人和朋友，一個人安靜待著。會不會我根本不善交際，只是一直在勉強自己和他人建立關係？」這也可說是一種掙扎。

這種「既想與人往來，又想一人獨處」的想法看似矛盾，缺乏一致性；對於這種煩惱，也可以有各種不同的解釋，有些人可能會說「這個人的個性很奇怪」，或是說「這個人的心理狀態不穩定」，甚至是「他潛意識裡討厭人」。我們無法說哪一個說法才是正確的，對某些人來說，這些解釋裡也可能有令他們安心且有用的素材。

對此，本書的解讀是「身體有時會產生想跟他人愉快交談的反應，有時則會產生想要離群索居的反應」；順帶一提，本書將這種狀態形容成「有時是綠色神經做出反應，有時是藍色神經做出反應」。後面會再爲各位詳細說明這一點。

爲了維繫生命，身體會產生各種不同的反應，這些反應就像流水般彼此相續、毫不停歇；而受到不斷變化的環境影響，身體的反應也會不斷改變。

社會的主流觀點認爲，性格或人格是「固定的」；說得誇張一點，這種解讀往往讓我們認爲「無論在什麼環境裡，我們內心的反應都是固定不變的」。若依這種觀點來看，在兩種彼此衝突且相反的狀態裡掙扎，當然會讓人覺得十分矛盾。但如果**把性格或人格想成「容易產生變動的身體反應」**，**我們就能將「同時身處兩種狀態」視爲自然反應，而非針鋒相對的**。

身體是自然的產物，也會如氣候般呈現不同面貌。比方說，既有整天豔陽高照的時候，也有陰雲密布的時候，更有突然下起太陽雨的時候。自然現象之所以自然，正是因爲其複雜性，身體反應也是如此。**天氣都能忽晴忽雨或既晴又雨了，一個人既想「和衆人嘻嘻哈哈地相處」，又想「一個人離群索居」，當然也是再自然不過的事**。

本書想告訴大家的是，我們可以將各種言行舉止和煩惱解讀爲身體的訊號或反應；了解自律神經系統，則能提供重要的線索，幫助我們「理解來自身體的訊號」，並與它和睦相處。

重點整理

- 之所以擺脫不了煩惱，往往是因為「煩惱的根本原因在於當事人」或「因為當事人有問題，所以煩惱才會持續存在」等觀念。
- 實用書所介紹的方法容易讓人覺得這是「基於正確答案的正確做法」。照做之後，要是無法順利解決問題，很容易會認為是自己的錯，反而變得更煩惱。
- 就算出現特定「狀況」，也不表示必然會演變成嚴重的問題。我們可以試著這樣想：某些身體狀態會促使人們把狀況解讀成嚴重的問題。
- 性格的特點是「固定而難以改變」；生理反應的特點則是「隨時都在變化」。
- 不妨將煩惱和為此感到困擾的狀態視為「身體的反應或它發出的訊號」。
- 關於身體的訊號，可透過了解自律神經系統找出線索。

第1章

以紅藍綠重新認識
自律神經的運作

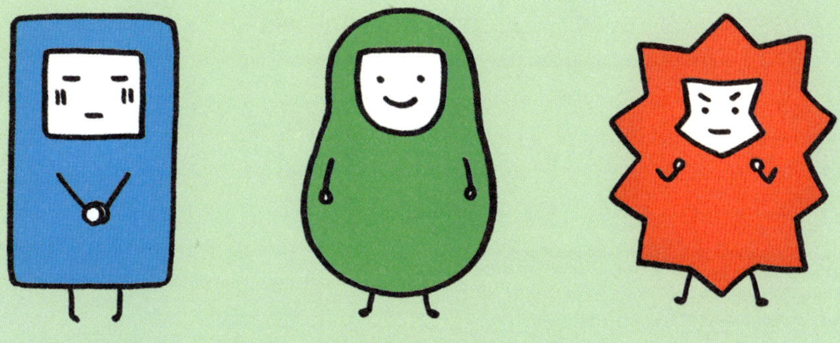

1-1 多重迷走神經理論概要

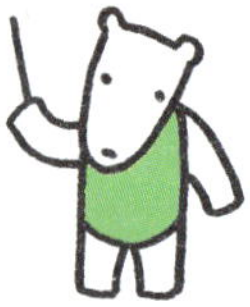

前一章跟各位提到幾個重點：一、不要將煩惱或問題的原因歸咎於自己的性格；二、不要被實用書或「正確的解決之道」困住；三、不要執著於改變自己的性格或內心（思考方式與情緒）。

那麼，該往哪個方向走，才能更容易朝解決煩惱之路前進？先說結論，本書所強調的是**「調整身體狀態，藉此與問題保持適當距離」**。

我會根據一種新的自律神經理論，也就是**「多重迷走神經理論」**來說明。

和過往的理論有何不同？

大家應該都知道，自律神經分為兩種：**「交感神經」**和**「副交感神經」**；有些人可能會用「緊張時的神經」和「放鬆時的神經」來記住它們。但本書所介紹的多重迷走神經理論，和這兩類神經系統略有不同。

一九九四年，史蒂芬．波吉斯博士（Stephen Porges, PhD）提出了多重迷走神經理論，直至今天，這項理論仍持續修正與發展。它與傳統神經理論的不同之處，在於其中的「副交感神經」被進一步分為兩種（更精準地說，是「迷走神經」被分為兩種）。

多重迷走神經理論的英文是「Polyvagal Theory」，「Poly」即「複數、多重」之意，「vagal」則被譯為「迷走神經」，因此中文可譯為**「多重迷走神經理論」**。許多讀者可能是第一次聽到「迷走神經」這個詞，但事實上，迷走神經在副交感神經中的占比約為百分之八十，因此對初學者來說，迷走神經幾乎等同於副交感神經。

總而言之，**多重迷走神經理論的特色，在於它將自律神經系統視為交感神經與兩種副交感神經**（實際上是迷走神經）**所組成的系統**。這兩種副交感神經分別為：

用3種顏色來代表自律神經

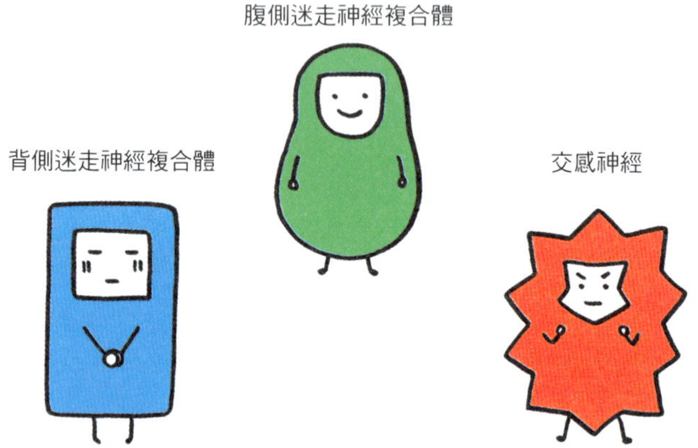
腹側迷走神經複合體
背側迷走神經複合體
交感神經

- 背側迷走神經複合體（dorsal vagal complex）
- 腹側迷走神經複合體（ventral vagal complex）

我知道這名字很冗長。當我向病人解釋時，許多人都覺得難以理解，聽得一頭霧水。要是也讓讀者有這種感覺，寫這本書就毫無意義了，所以我用「紅、藍、綠」三種顏色分別代表三種自律神經；除了顏色，書中也會分別用「阿紅」「小藍」「綠綠」來稱呼它們，並加以形象化、擬人化。

我稱這種「**用三種顏色來替代三種神經，藉以幫助我們了解身體狀態的語**

言」爲「多重語」。順道一提，「多重語」這個詞彙，是我在自己所主持的線上培訓課程中，透過與成員的談話而誕生的。感謝夥伴們帶給我的靈感。

此外，幫多重語繪製插圖的靈感，則是由同爲心理師的夥伴四葉佐和子女士所提出的。四葉女士爲了讓艱深的多重迷走神經理論更容易爲大眾所理解，想出許多方法，其中一個方法就是製作多重迷走神經理論的圖解教材；若沒有製作這些教材的構想，也就不會出現「多重語」。真的非常感謝四葉女士。

多重語概述

這裡讓我簡單介紹一下做爲本書核心內容的多重語。請各位對照前頁的插圖，看看是否能揣摩出它們的意象。

紅色（阿紅）是交感神經，是在我們「運動與活動」時發揮作用的神經。當阿紅強烈作用時，就是我們遇到危險、需要「戰或逃」的時候。它是負責**「踩油門」**的神經系統，當它處在活躍狀態時，也稱之爲「主動狀態」。

藍色（小藍）是背側迷走神經複合體，是在「靜止與休息」時發揮作用的神經。當小藍強烈作用時，代表我們因為遇到危及生命的情況，而使身體有如當機般僵住。它是負責「踩煞車」的神經系統，當它處在活躍狀態時，也稱之為「被動狀態」。

綠色（綠綠）是腹側迷走神經複合體，是在我們「身處安全的環境、能感到安心」時發揮作用的神經，也是負責「調節」油門和煞車的神經。綠綠和小藍一樣，都是副交感神經的一員，所以同樣具有煞車的功能；但我們可以說，綠綠是比小藍「更平穩的煞車」；而相較於綠綠，小藍則可視為「緊急煞車」。

無關人類的意志與想法，這三種自律神經都會自動、自發、獨立地運作。

舉例來說，即使有人對你下令「現在讓心跳達到每分鐘一百二十下」或「讓收縮壓保持在一百四十，並在飢餓時讓肚子咕咕叫」，你應該也做不到吧？不論是心跳、血壓，或是腸胃蠕動，都是對某種「刺激」自動做出的「反應」，很難靠意志去操縱。

因此，**不論是紅色、藍色或綠色，也都是對「某種刺激」所做出的「生理反**

「紅色」「藍色」「綠色」都是因刺激而產生的生理反應

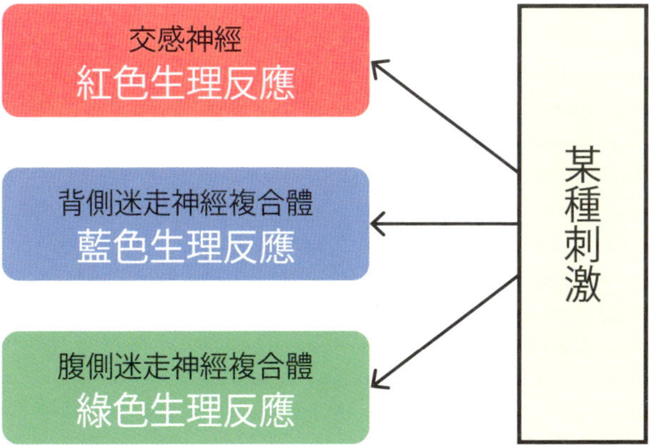

應」。既然是生理反應，就和性格或人格無關。從下一節開始，將爲各位仔細介紹這三種顏色的各種反應。

1-2

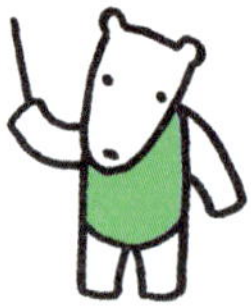

認識阿紅（油門）

請各位看一下第四九頁阿紅的插圖。接下來要爲大家介紹的，是當交感神經啓動時，會產生什麼樣的生理反應。

包括人類在內，所有動物在戰鬥、逃跑或需要堅持努力的時候，都會自動產生如以下所列舉的身體反應——當然，這並不意味著所有反應都必然發生，請當成參考即可。

阿紅啟動時的反應

眼尾上揚，目光變得銳利。為了因應危機，瞳孔會放大，以獲得更多來自

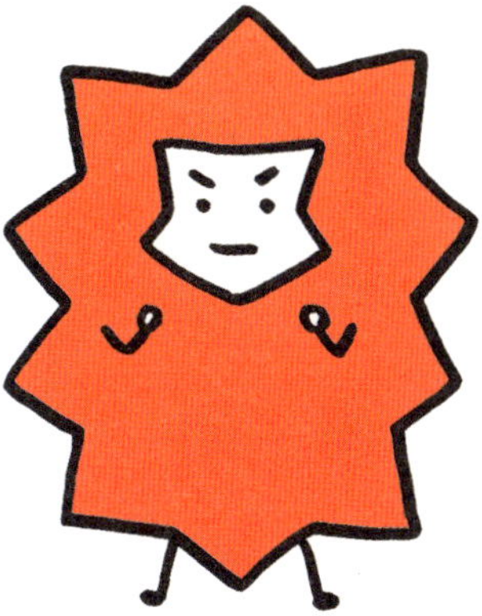

周圍的訊息。視線不斷逡巡，以發現敵人、危險物品或逃生地點，除此以外的其他事物則一概被忽略。思考範圍變得狹隘，注意力也會變得不集中（本書將思考範圍變得狹隘視為生理反應，而非心理反應）。

在危機的因應上，凡是不必要、無足輕重的訊息，就會直接被忽略。眉頭皺起，咬緊牙關，嘴巴不自覺呈一字形。有時甚至因為牙關緊咬的緣故，導致舌頭兩側留下牙齒的印痕，看起來有點呈波浪狀。

容易覺得口乾舌燥，口水也變得黏黏的。因為下巴用力的緣故，有時會導致張口困難。臉部泛紅，並伴隨著熱脹感。肩膀和手臂緊張用力，雙手握拳，或是不自覺伸出食指。

心搏變快，甚至有可能因此心悸；比較粗的血管也有可能浮出來，連呼吸都變得短淺。血管和呼吸之所以發生變化，是因為需要更快速地循環氧氣和養分。在這種狀態下，由於吸氣的力道往往大於吐氣，所以很容易變成用嘴巴呼吸。

正在戰鬥時，當然管不了進食，於是腸胃蠕動受到抑制，很難產生進食的欲望，或只是因為時間到了就吃。管不了吃，也就管不了排泄，因此，要不就是感覺不到便意，要不就是錯過機會而必須忍住，也就容易造成便祕。

手掌和腳底容易出汗，這是為了戰鬥做準備，讓手腳處於能抓取東西和快速移動的狀態。

全身上下的肌肉都在緊繃出力，為了讓自己能自由動作而拚命。這種狀態需要耗費許多能量，除了從食物中獲得，也會分解肝臟或肌肉等處的養分，以產生足夠的能量。

出現紅色反應時，情緒會如何變化？

請想像一下，如果你身上出現這樣的生理反應，這時候，內心會湧現什麼感受和情緒？

你可能會產生例如擔憂、焦慮、害怕、煩躁、茫然、慌張……令人難以冷靜或想拔腿就逃的情緒；也可能會出現例如不悅、不滿、生氣、憤慨、怨恨、憎惡……讓人想跟對方戰個你死我活的感覺。

當這些感受或情緒持續存在時，你的腦中會浮現出什麼樣的話語或想法？

比方說，「怎麼辦才好？」「什麼才是對的？」「事情變得麻煩了」「好想逃」「真希望對方趕快滾蛋」「不可以犯錯」「搞錯了」「應該……才對」「快點！」「怎麼會變成這樣？」「太扯了吧！」……

也就是說，此時會自動出現「對／錯」「正常／異常」「好／壞」等**評價式的思考**。

反過來說，如果你經常出現這類情緒和想法，就可以推測阿紅（交感神經）正處在十分活躍的狀態；我們也可以說，這是**「對戰與逃很有用的想法」**。身心是相連的，會彼此連動與反應。這就是本書所要強調的觀點。

事實上，日常語言也經常透過身體部位來表達這種狀態，像是「青筋暴跳」「大動肝火」「咬牙切齒」等，由此可見，心理的活動與身體反應的關連十分密切。

遇到壓力（危險）時，人類（動物）的身體會本能地「採取行動以確保安全」，或「活動肌肉以釋放能量」，並因此冷靜下來，這說不定就是運動有益於健康的原因所在。

1-3

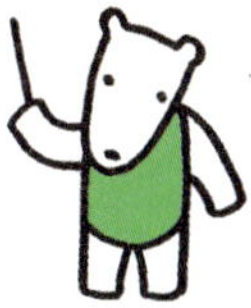

認識小藍（煞車）

接下來，讓我們來看一下第五四頁小藍的插圖。現在要介紹的，是背側迷走神經複合體啓動時，我們會產生什麼樣的生理反應——當然，這並不意味著等一下所列舉的所有反應都必然發生，請當成參考即可。

研究者認爲，包括人類在內，動物只要長時間持續處於緊張的生活中（不斷戰鬥、持續努力與堅持），能量必然耗盡；又或是遭遇危及生命的處境時，如果已經無法啓動交感神經、採取相關行動（也就是身體判斷自己無法逃脫），小藍就會踩下煞車，並出現接下來要介紹的身體反應。

小藍啟動時的反應

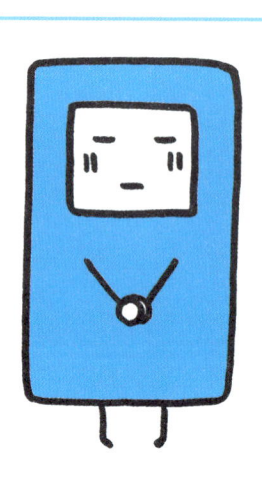

小藍啟動時，整個身體都會走向靜止狀態。會產生倦怠感、身體變得沉重、難以行動和出力，也很容易疲憊，覺得自己沒有力氣（或根本不想）接收外來的訊息。

不只是訊息，連光線、聲音或他人都不太想接觸，甚至不想進食。感覺就像是與外界隔絕，繭居在自己的世界中。

因為光線太過刺眼，所以不想觀看周遭環境；因為覺得電視節目或音樂聽起來很像噪音，所以也不想聽到任何聲音；因為難以品嘗食物的味道，所以任何東西放進口中都不覺美味。包括嗅覺、觸覺在內的五感，都會變得遲鈍。

呼吸會變得慢而淺，血壓會下降，心跳會變慢，整個人的動作都會減慢。

平時十分得心應手的事，也需要更長的時間才能完成。

出現藍色反應時，情緒會如何變化？

請想像一下，如果你身上出現這樣的生理反應，這時候，內心會湧現什麼感受和情緒？

憂鬱、悲傷、自暴自棄、失去方向、羞愧、自卑、內疚、無力感、情感麻木、想消失或想死的感覺……這些宛如踩下煞車般的情緒，會不受控制地油然而生。我們也可以說，它們是「讓身體靜止所需要的情緒」。

當你經歷這些感受和情緒時，腦中會浮現什麼話語或想法？

比方說，「反正做不到」「算了」「我不行了」「好想結束」「好想休息」

「拜託別再管我」「怎樣都無所謂了」「不想見到任何人」「腦子打結了」「完全搞不懂」「別理我」「讓我自己靜一靜」……它們可說是爲了**讓你暫時遠離那些帶來壓力的事物，好讓你一個人靜一靜。目的在於降低你的活動量，好進入充電狀態**。

從外人的角度來看，這叫「負面思考」，於是往往認爲這是當事人自己心甘情願這麼做的。但事實上，小藍啓動時（身體進入藍色狀態）時，就會自動出現這類想法。因此，我認爲最好不要太快斷言是因爲性格負面消極才導致的。

出現前面提到的情緒或想法時，我希望大家能了解，這是因爲小藍開始發揮作用的緣故。身心是相連的，會彼此連動與反應。

事實上，日常語言也經常透過身體部位來表達小藍作用時的狀態，例如「垂頭喪氣」「面色如土」「不忍卒睹」「腳步沉重」等。

當我們**遇到阿紅無法應付的情況時，就會變得消極被動，停下正在進行的活動，並保持靜止，以等待災難過去**（**變得安全**），**也就是小藍開始作用後所產生的生理反應**。一旦我們認知到自己已經安全了，接下來綠綠（腹側迷走神經複合體）就會開始運作。

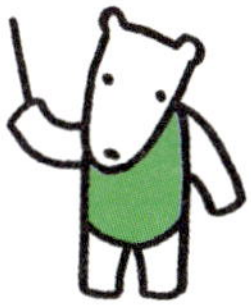

1-4 認識綠綠（平穩的煞車）

最後，請大家看看第五八頁的綠綠（腹側迷走神經複合體）。笑容可掬的綠綠，看起來是不是散發出溫和平靜的氛圍呢？帶著這樣的表情，無論是人或動物，應該都很想親近它吧。

包含人類在內，部分哺乳類動物是過著群體生活的。一般認爲，綠綠是幫助我們建立群體的重要神經。當我們感受到自己確實和其他人在一起時，就會產生安全和放心的感覺。以下就爲各位介紹，當綠綠發揮作用時，會出現什麼樣的生理反應。

一般認爲，綠色的生理反應是會讓對方覺得安心的狀態。

綠綠啟動時的反應

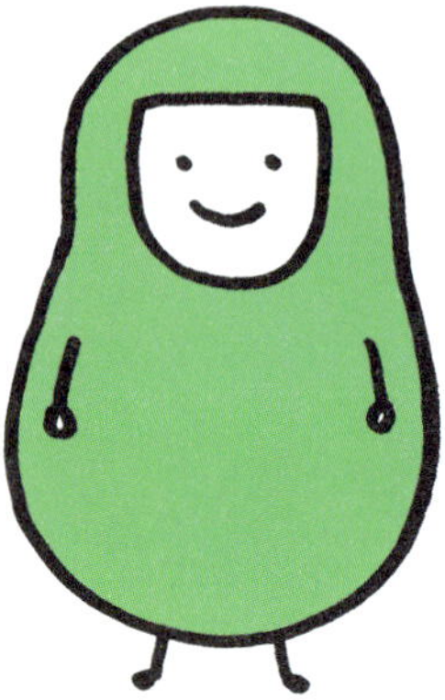

心跳和血壓不高也不低；呼吸不快不慢，既不深也不淺。

肌肉沒有因為緊張而用力的感覺，也不至於疲軟無力。說話和動作的速度恰到好處。目光柔和，眼尾下垂，嘴角上揚，整張臉看起來有點像是在微笑的樣子。

音調不至於過分高亢，也不會低沉到像是在發出威嚇般，讓人覺得剛剛好。

這裡所說的「恰到好處」或「剛剛好」，是指「讓人有安全感、能覺得放心」的程度，也可說是「自然展現出容易讓人感到安心的非語言訊息」。

出現綠色反應時，情緒會如何變化？

當身體出現以上反應時，我們的情緒和感受會是什麼樣子？

我想，應該會有放心、安全、信任、沉靜、平穩、愛憐、溫暖、好奇、喜悅、神清氣爽、感動、獲得接納、歸屬感、自豪、引以爲榮……的感受。

當身體產生這些反應或情緒時，腦中又會浮現什麼話語或想法呢？

比方說，「一直受你照顧」「多虧有你」「很高興能建立這樣的關係」「我很幸運」「你做得眞好」「太棒了，好感動喔」「一起做點什麼吧」「眞爲你高興」「這樣很好，那樣也很好（而不是「非此即彼」的二元選擇）」「順其自然吧」「放手試試看吧」「船到橋頭自然直」「我們很讚」……

當我們產生這類想法或感受時，就可說是綠綠正在發揮作用。身心是相連的，會彼此連動與反應。

而在日常語言中，也經常透過身體部位來表達綠綠作用時的狀態，例如「笑逐顏開」「眉開眼笑」「和顏悅色」「氣味相投」「好吃到下巴都要掉下來了」

「心潮澎湃」「傾心」……

＊＊＊＊＊

以上就是借用「多重語」對三種神經所做的介紹。用多重語來說的話，這三種顏色的神經會全年無休、全天候地以各種方式協調運作，以確保我們的生命存續。

1-5

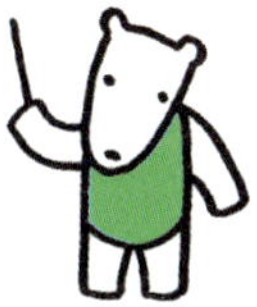

試著以多重語描述自己的煩惱

我們在〈序章〉的開頭提到，煩惱的三大主題是「人際關係」「健康」和「金錢」。那麼，我們該如何利用自律神經系統的「三色」概念來描述這些煩惱呢？

當我們「感到煩惱」時，多半處於以下狀態：因擔心或焦慮而坐立難安、無法停止尋找正確答案，並覺得亢奮和煩躁。若用多重語來描述，可說是「阿紅正在運作，因此精力旺盛」，也就是說，**「覺得煩惱」並不代表內心有什麼地方出了問題，而是「神經系統亢奮」**。

另一方面，我們也可能在煩惱時陷入另一類狀態：沮喪、悲傷、羞愧、提不起勁、不願與他人交談。若用多重語來描述，可說是「小藍正在運作，使得身體能量較低」。在這種情況下，**「覺得煩惱」其實就是「神經系統能量較低」，而**

不是內心哪裡出了問題。

換句話說，我們可以試著用這樣的觀點去思考：感到煩惱的時候，位居身體主控檯的，很可能是阿紅或小藍。當我們的身體——或說得更準確些——我們的自律神經系統由阿紅或小藍主導時，我們的心理也會相應地呈現不同狀態。

〈序章〉中，我們還介紹了「掙扎」的概念。舉例來說，「雖然很焦急，但不想採取行動」或「明明不想做，卻莫名覺得亢奮，靜不下來」，乍看之下似乎自相矛盾，但從自律神經系統的角度來看，如果阿紅與小藍同時發揮作用，就有可能導致這種狀態。

就像這樣，我們不僅要分析煩惱狀態下的心，更需要透過三色自律神經來觀察並理解自己的身體狀態。

在日常生活中善用綠綠

在這本書裡，我最想傳達給大家的一句話，就是：「讓阿紅和小藍保持現在的樣子，並在生活中善用綠綠。」

我認爲，「不必強行要求阿紅和小藍改變，而是先把身體狀態調整好，再來解決問題」是很重要的一項觀點。我從多重迷走神經理論獲得啓發，歸納出能調整身體狀態的方法；若用多重語來說明，就是**「在解決自己的煩惱前，請以『設法讓綠綠來主導』爲優先，並養成習慣」**。

「調整內心」與「調整身體」

關於「調整身體狀態的方法」，將留待第4章再詳細解說。這裡則是簡單說明什麼是「調整內心」和「調整身體」。

「內心」的定義五花八門，本書所指的是思考和感受。換言之，「調整好內心」就是「整理思考」和「整理感受」。

或許有些人認爲，除了「調整內心」，「改變內心」也很重要。那麼，我們該如何「改變內心」呢？

一般來說，就是將負面思維轉化爲正面思維。包括改變思考方式（例如把挫敗視爲「一次不錯的體驗」）、把注意力放在好的那面、遺忘、覺察並修正認知偏誤、仔細思考並分析事情爲何發展至此、分析得失……這種觀點可能類似於〈序章〉所提到的實用書。

另一方面，調整身體則是先不管思考和感受，專注於肉體的狀態。身體是由許多不同部位組合而成，所以不管要調整身體哪個部位都可以。

例如，透過適度運動和放鬆，調整肌肉的狀態；眼睛或嘴巴覺得乾澀時，就給予一些水分濕潤；要是哪裡髒了，就把哪裡清洗乾淨；如果肚子餓了，就吃點東西；留意自己的呼吸，或做做腳底按摩等。

本書之所以同時強調「調整內心」和「調整身體」的重要性，主要是基於我在身心科的臨床經驗。

我每天都要面對身陷煩惱的人們，他們往往因「想改變自己的思考，卻做不到」或「試圖調適自己，卻一直原地踏步」，而感到十分痛苦。有些人深信，由於「自己的心」出了問題，如果無法改變內心，煩惱就不可能得到解決。會有這樣的定見，我想是各種社會因素和人際關係所導致的。

我想強調的是，爲了稍微緩和「必須改變內心」（感受與思考）所帶來的痛苦，因此加入了「調整身體」這項不同的要素。

西方的主流思維是「身心二元論」，也就是「內心和身體是分開的」；東方思維則偏向「身心合一」，也就是「內心與身體是一體的」。事實上，我並不認為將身心分開思考有什麼不好，只是每種想法都會有自己的局限，有行不通的時候，所以我才提出了不同的改善方針。

而**「身心合一」的關鍵，就在「自律神經系統」**。換言之，我認為**只要調整好自律神經**（的平衡），**就能「整頓身心」**。

下一章開始，我會更詳細地爲各位介紹來自多重迷走神經理論，並能幫助我們消除煩惱、找出解決之道的「多重語」。

重點整理

- 多重迷走神經理論認為，自律神經分成三種：交感神經（阿紅）、背側迷走神經複合體（小藍）和腹側迷走神經複合體（綠綠）。
- 「多重語」是為了讓多重迷走神經理論更簡單易懂、更易於使用並分享而創造出來的概念。
- 阿紅的功能是油門，小藍的功能是煞車，綠綠則有平衡阿紅與小藍的調節功能（平穩的煞車）。
- 自律神經系統會在身心連動下，做出三種不同反應，其運作獨立於人類的意志之外。
- 不只注重內心，而是同時關注內心和身體。

第2章

深入了解三種自律神經

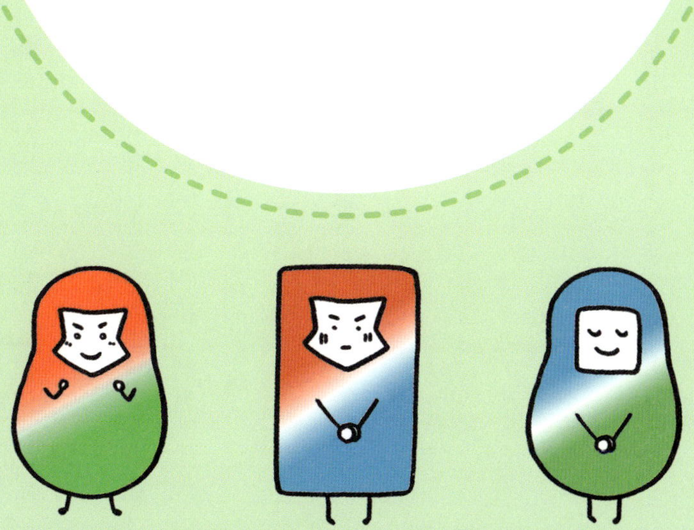

透過前面的介紹，你是否開始對自律神經系統和多重語產生興趣了？多重語的觀點是「自律神經會做出三種顏色的反應」，並認爲「自律神經是對某種『刺激』所做出的反射性生理反應」。

比方說，花粉進入鼻子後，就會發生試圖將花粉排出的生理反應，也就是打噴嚏、流鼻水。如果我們吃進壞掉的食物，就會發生試圖將異物排出體外的生理反應，也就是嘔吐、腹瀉。這些都是在自律神經影響下所發生的生理反應。

簡單來說，我們可以這樣理解自律神經的動作：當我們遇到「某種刺激」時，阿紅就會做出反應；遇到「另一種刺激」時，小藍就會做出反應；當我們又遇到「別的什麼刺激」時，綠綠就會做出反應。

當然，眞實情況並沒有這麼簡單，但對初學者而言，只要記得這些就夠了。

此外，我也希望各位能思考一下：「我的阿紅會對什麼做出反應？我的小藍會對什麼做出反應？我的綠綠又會對什麼做出反應？」

2-1 了解阿紅的各種反應

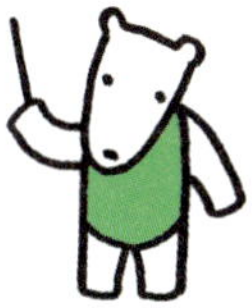

想了解阿紅，我們得先練習將「刺激與反應」看成一個組合，並從這個角度來理解。

一般來說，**當身體（神經）感覺到危險時，阿紅就會做出反應。**當我們感覺自己身邊有危險，例如聽到巨大聲響，或是聽到有人或動物發出威嚇的聲音、擺出作勢要攻擊的表情或動作，又或是遭逢意外事故時，我們的身體會立即由阿紅來主導，其作用是保障重要事物的安全，避免危險侵襲。

也就是說，阿紅之所以啓動，是爲了不讓身體受傷，不讓內心受傷，不讓所愛之人受傷，不讓自己過去的努力被否定，不讓自己看重的觀點受到批評，不讓自己看重的價值觀遭到批判，不讓自己看重的文化分崩離析，保護自尊……

反過來說，**身體產生紅色反應時，有可能是因爲它察覺到某些自己重視的事**

物受到傷害、遭到否定或被批評。爲了守護這些重要的事物，必須盡快爲戰或逃或警戒做出準備。

我們可以透過這些方法理解阿紅：

① 透過當下正在發生的生理和心理變化，覺察阿紅正在做出反應（反應的內容請參見第1章）。

② 覺察自己正在對何種刺激做出反應，並意識到阿紅想暫時遠離該刺激。

③ 覺察「阿紅想保護○○免於受到□□的傷害」。

現在，大家是否更理解自己體內的阿紅？爲了和阿紅和睦相處，希望各位能在紅色反應出現時，仔細思考並理解阿紅爲什麼要這麼做。

阿紅會對什麼樣的刺激做出反應？

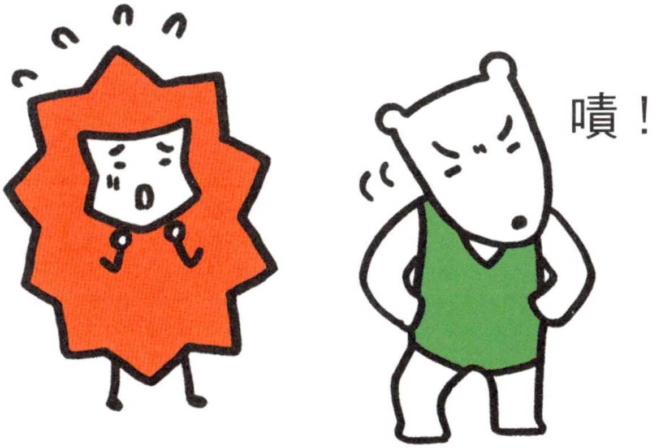

什麼時候會出現紅色反應？

這邊讓我們用多重語來舉幾個例子。

假設兒子因爲父親「嘖」了一聲，結果緊張兮兮、坐立不安地離開了客廳。這時候，我們就可以說：「父親發出的聲音成了刺激，使兒子體內的阿紅啓動，並因此離席。」

假設某人看到兩個自己認識的人一邊聊得很起勁，一邊偷瞄了自己好幾眼，於是他開始懷疑那兩個人說不定正在嘲笑自己，並覺得自己該做點什麼才行。這時候，我們可以用多重語這樣描述：「朋友談笑的模樣成了刺激，使他體內的阿紅啓動。」

假設有名學生收到老師發來的一封電子郵件，上面寫著：「你成績太差了，只有你得在放學後留下來念書。」當天晚上，這名學生因此輾轉難眠。在這種情況下，我們會說：「說那名學生成績不好的電子郵件是刺激，使他體內的阿紅啓動。」

以這裡所舉的例子來說，調整身體的第一步，就是「暫時遠離父親、認識的人或老師的電子郵件，以防止體內的阿紅變得過度活躍」。

面對同樣的狀況，雖然有些人會認爲「一點小事就讓我緊張兮兮，想必是因爲我內心不夠強大」或「就算被取笑也不會少一塊肉，只要不理他們就好，我應該更正向一點」，多重語則單純地把事件看成「因爲有刺激，才產生了生理性反應」。

下一步也很重要。請想像一下，面對父親、朋友、老師的電子郵件的刺激，自己想要保護的是什麼？也許是自身的安全、想獲得接納的心理，或是想與他人相處融洽的願望等。

若以多重語的角度來看，與其說「你認爲自己想保護這些事物」，不如說

「身體本能地採取了保護動作」。

阿紅如同「大門警衛」

曾有一位患者對我說：**「阿紅就像我的大門警衛。」**阿紅的作用是「保護重要的東西免受外敵或異物的傷害」，所以確實有「大門警衛」的感覺。還有些人覺得阿紅像是「消防員」「巡邏隊」「警察」「救難隊」等。

爲了保護幼貓，母貓會出現紅色反應；看到其他個體入侵自己地盤的獅子，也會出現紅色反應，隨時準備戰鬥。無論是保護孩子的父母、守護學生的老師、救助人命的醫護人員、珍惜部屬的老闆、遭霸凌時奮起反抗的人，還是在疲憊狀態下被別人說了兩句因而惱羞成怒的人，這些人會出現紅色反應，都是再自然不過的事。

若從多重語的觀點出發，阿紅所帶來的紅色反應是「爲了守護重要事物而產生的自然反應」。

目前爲止所提到的「刺激」都是外來的，可稱之爲**「外部刺激」**。而自律神經除了會對這些外部刺激做出反應，同時也會對**內部刺激**產生反應。至於所謂的「內部刺激」，是指身體或內心的狀態，也可說是「觸發條件」。

比方說，有些人只要肚子一餓，就很容易感到煩躁；背或腰不舒服時，只要一點點疼痛，就會讓人變得非常暴躁；就算只是想到令人討厭的片段，也會因此心神不寧；有時也會因為想起一些開心的事，莫名變得興奮雀躍。由此可知，三種顏色的反應不只會因爲外部刺激產生，有時也是由內部刺激所引發。

導致阿紅啟動的刺激有很多

還有一件事也很重要。會成爲刺激的，不只有人際關係。自律神經系統會保護身體免受各種事物影響，包括聲音、光線、溫度變化、氣壓……這些都會對身體造成影響，又比如環境汙染物之類的有毒物質，對身體來說，都算是「異質性刺激」。

在飲食方面，有些人的身體會將酒精、人工甜味劑、防腐劑等認定爲「異物」，而使阿紅產生反應（身體實際上的反應機制更加複雜，這裡只是簡化說明）。而如同大家所知道的，人體攝入咖啡因後，很容易產生紅色反應；換一個方式來說，就是每天喝能量飲料或咖啡，等於手動打開阿紅的開關。

希望各位能了解的是，**讓「阿紅做出反應」的契機，有可能源於體外，也有可能源於內在（身體或內心的狀態）**。

看完以上說明，不知各位有什麼感想？是否已經了解阿紅的重要功能與目的？而在了解自己的神經系統是因爲這許多原因而產生紅色反應時，不知道各位有什麼感覺？

之所以心浮氣躁或想逃避，並不是因爲自己有什麼樣的性格或心理韌性不夠強大，而是因爲「阿紅正在做出反應」。當我們把這種反應視爲**「試圖保護重要事物的生理現象」**時，或許就能對阿紅多產生一些情感與謝意。若各位也能有這種想法，那眞是再好不過了。

請告訴自己的阿紅：「我的守門人、消防員、巡邏隊和救難隊，謝謝你們。想必你們一直很努力地保護對我來說很重要的事物吧。」當你能感受到阿紅的心意時，就表示你已開始和自己的身體溝通、交流，並與自己的身體形成一個互相合作的團隊。這就是與自律神經共存共榮的生活方式。

面對紅色反應，要避免過度使用阿紅或小藍

阿紅運作時，往往容易被別人討厭。

如果你身邊有這麼一個暴躁、好鬥、沒耐心的急驚風，你會如何看待這個人？相信很多人會對這樣的人產生負面想法吧？

因爲紅色反應容易被人討厭，所以有些人會試圖改變自己（阿紅的工作），有些人甚至會對自己的紅色反應感到羞愧（小藍的工作）。我也經常聽到這樣的煩惱，例如「我討厭自己煩躁的樣子」「我很容易緊張，讓我覺得自己很沒用」「不知道爲什麼，我的情緒很容易一下子衝上來」。

遇到正在產生紅色反應的人，自己的阿紅也跟著變得活躍，是一種很自然的反應；當我們發現自己出現紅色反應時，讓阿紅對既有的紅色反應再做出紅色反應，也是很自然的（我好像越寫越複雜了）。

這時候，重要的是在腦中建立這樣的想像：**「避免過度讓阿紅對既有的紅色反應做出新的紅色反應」「用綠綠的安全感環繞著阿紅」**，以及**「讓綠綠告訴自**

與阿紅和睦相處

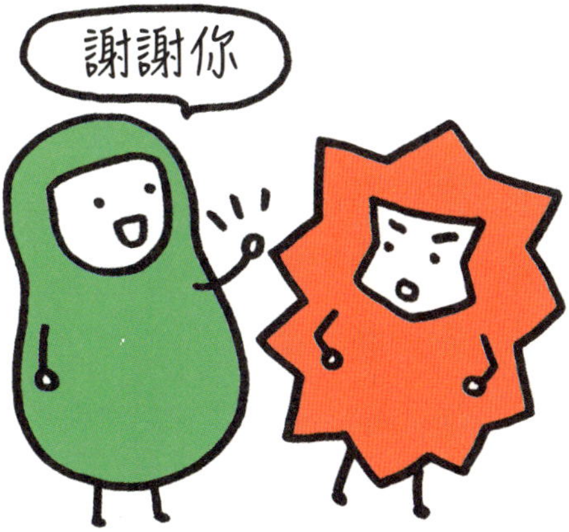

己，會產生紅色反應是很正常的」。

具體來說，一開始可以透過意象練習告訴自己：**「之所以心浮氣躁，是因爲阿紅做出了反應。雖然我不喜歡自己這樣，但也沒辦法，畢竟這是正常的生理反應，是身體爲了保護生命所採取的行動。如果自己能因爲阿紅保護了我而感謝它們，那就更好了。」**

第1章最後曾跟各位提到的本書關鍵句**「讓阿紅保持現在的樣子」**，就是這個意思。希望各位能慢慢了解自己的阿紅，並找到與它的相處之道。

2-2 了解小藍的各種反應

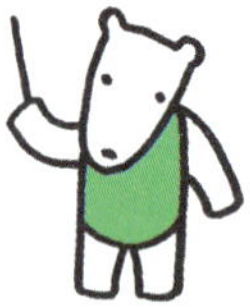

想了解小藍，我們得先練習將「刺激與反應」看成一個組合，並從這個角度來理解。

一般認爲，**當身體遇到阿紅處理不好的「刺激」時，就會產生藍色反應**。反應的模式有以下兩種：

第一種是**努力過後疲憊不堪的狀態**。比方說，阿紅雖然很努力、不斷堅持、盡全力燃燒，卻得不到成效的時候。

另一種則是**遇到緊急危險（致命危機），但身體來不及啟動阿紅的時候**。

當我們遭遇天災、犯罪、語言或肢體暴力時，身體（神經）很可能在決定戰或逃之前，先做出「讓小藍來處理比較好」的判斷；而當身體認爲「就算是阿紅也無法處理」時，就會藉助小藍的力量。

阿紅的特徵是讓身體動起來，小藍的特徵則是讓身體靜止不動，它們的目的都是要保護重要的事物——其實就是當事人自己的生命。無論我們把他人看得多重要，也無論我們有再怎麼緊急的事情或行程，身體和神經會最優先考量的永遠是自己的生命。**身體出現藍色反應時，建議各位可以當成小藍有話想對我們說：「以目前的狀況來看，你會有生命危險。可不可以停一下？」「你能不能停下來再想想看，什麼才是真正重要的事？」**這種解讀方式能幫助我們與小藍和睦相處，也能讓我們更了解它。

我們可以透過這些方法理解小藍：

①透過當下正在發生的生理和心理變化，覺察小藍正在做出反應（反應內容請參見第1章）。
②覺察到目前身體所做出的判斷是「阿紅（行動、戰鬥）已經無法發揮作用了」。
③覺察小藍的出發點是「希望自己能暫停一下，調整好身體」。

小藍會對什麼樣的刺激做出反應？

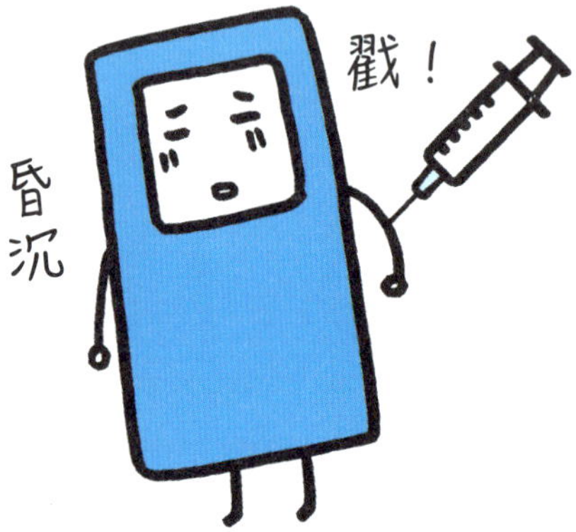

現在，大家是否更理解自己體內的小藍？爲了和小藍和睦相處，希望各位能在藍色反應出現時，仔細思考並理解小藍爲何會有這種反應。

什麼時候會出現藍色反應？

這邊讓我們用多重語來舉幾個例子。

假設某人說：「我本來想堅持念到一個段落再休息的，結果還是睡著了。」另一個人說：「打完針，腦袋昏昏沉沉的，就直接上床睡覺了。」如果用多重語來說明的話，我們會說：「先前阿紅已經堅持好一陣子了，但小藍考慮到目前的身體狀態，做出『最好先睡一覺』的判斷。」

也有人會說：「雖然覺得是時候完成手邊的事，但總覺得沒什麼動力；而且仔細想想，我已經好一陣子什麼東西都沒吃了。」「我無法集中注意力，工作遲遲沒有進展，最近也發現自己睡眠不足。」

用多重語來解釋的話，小藍正是透過這種方式對「刺激」做出「反應」，告訴我們「該踩煞車停下來了」。

此外，如同前面所說的，自律神經系統不僅會對外部刺激做出反應，身體或內心狀態等內部刺激，也會觸發小藍做出反應。比方「我突然感到一陣疼痛，接著身體就無法動彈了」或「想起一件令人失望的事而陷入沮喪」等。

小藍如同說著「不可以」的醫師

曾有人對我說：「小藍就像說著『不可以〇〇』的醫師，對吧？」因爲小藍具有「停止各種活動以維繫生命」的作用，因此用醫師來比喻，確實有幾分神似。此外，也有人比喻爲電腦的「當機」「睡眠」或「自動關機」，又或是影印機的「省電模式」。

有些動物遇到天敵時，會出現「裝死反應」；或是讓牠們仰躺、肚子朝天時，就會整隻僵住、一動也不動的，這也是小藍的作用。從某種意義上來說，這或許可稱之爲「動物生存的終極策略」。

若從多重語的角度來看，以下都是小藍讓我們進入「節能模式」以維繫生命的現象：有人對自己怒吼時，腦子變得一片空白，全身動彈不得；連續熬夜熬了好幾天，結果事情一結束的隔天早上，完全爬不起來；記性在繁忙的生活中變得越來越差；內心失去從容，就算看到其他人，臉上也完全沒有笑容。

這類「身體難以動彈」「動作逐漸停止」的現象，正是小藍正常運作的證據。

看完以上說明，不知各位有什麼感想？是否已經了解小藍的重要功能與目的？在了解自己的神經系統是因爲這許多原因而產生藍色反應後，不知道各位有什麼感覺？

若我們能因此對小藍多產生一點點情感與謝意，那眞是再好不過了。

請告訴自己的小藍：「就像禁止我做某些事的醫師，幫助我進入節能模式的小藍，謝謝你。你一定正在爲了維繫生命、保護身體而努力吧？」當你能感受到小藍的心意時，就表示你已開始和自己的身體溝通、交流，並與自己的身體形成一個互相合作的團隊。這就是與自律神經共存共榮的生活方式。

面對藍色反應，要避免過度使用阿紅或小藍

小藍運作時，往往很容易招人討厭。

如果有個臉色發青的人靠近你，你會有什麼感覺？如果你身邊有個看起來總是有氣無力、一臉懶得開口的樣子，而且做什麼都慢吞吞的人，你會如何看待他？應該會對他產生負面想法吧？

因爲小藍容易被人討厭，所以當自己表現出藍色反應時，有些人會試圖改變自己（阿紅的工作），或對自己這樣的反應感到羞愧（小藍的工作）。

「我討厭懶散的自己」「不能馬上採取行動的自己眞令人羞愧」「爲什麼我這麼懶惰，沒辦法跟別人一樣」等煩惱，也是我經常聽到的。因爲這個社會的價值觀認爲「停下來是不好的」「不做事是不被接受的」，有這種想法也無可厚

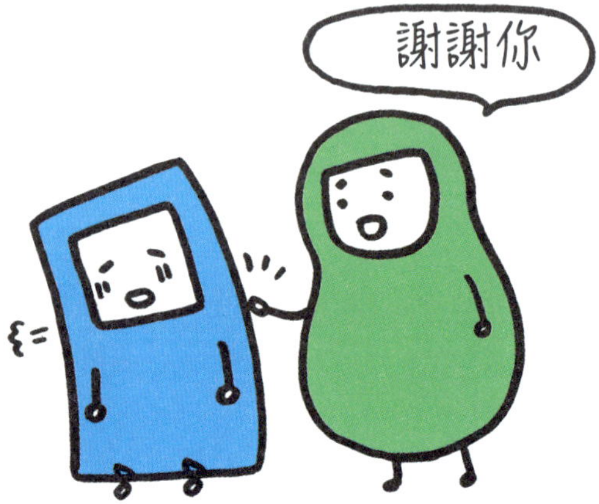

非，但重要的是**「不要過度否定自己的小藍」**，並請試著想像「溫和、平靜、**讓人安心的綠綠環抱著小藍」的畫面。**

具體來說，一開始可以這樣告訴自己：**「我之所以無法採取行動，應該是因為體內的小藍正在做出反應。雖然不喜歡這樣，但畢竟這是身體為了守護生命的正常生理反應，所以也無可奈何。希望我能為此滿懷感謝。」**

第1章的最後曾跟各位提到的本書關鍵句**「讓小藍保持現在的樣子」**，就是這個意思。希望各位能慢慢了解體內的小藍，並找到與它的相處之道。

2-3 了解綠綠的各種反應

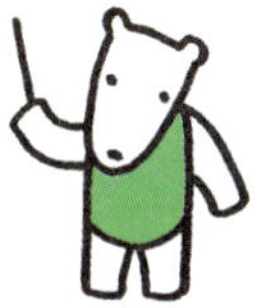

爲了了解綠綠，我們需要練習將「刺激與反應」看成一個組合，並從這個角度來理解。

當身體做出綠色反應時，表示你遇到了「會讓身體感到放心和安全」的刺激。舉例來說，當我們遇到小嬰兒或剛出生不久的動物時，身體會做出什麼反應？表情和音調會產生什麼變化？大多數人的表情應該都會變得柔和、露出微笑，連音調也會稍微變高。

這種反應並不是刻意爲之的。相信沒有人打從一開始就計畫好：「下次遇到小嬰兒或小動物時，我要記得眼尾往下、揚起嘴角，並用較高的音調說話。」就跟阿紅和小藍一樣，綠綠的反應也一樣是在刺激下所做出的反射動作。

我們會因爲看到某些事物、聽到某些聲音、聞到某些氣味、嚐到某些味道、觸摸某些東西而感到放心。那麼，請回想一下，當自己看到、聽到、聞到、嘗到或摸到什麼的時候，會覺得安心呢？

順著這樣的邏輯，與其思考如何讓體內的綠綠啓動，不如思考：「遇到什麼刺激會讓我的身體產生綠色反應？」也就是將「刺激與反應」看成一個組合來思考的練習。

建議各位可以從這個角度來理解：**「綠綠的作用是提醒我們，記得什麼才是自己真正想重視的事物。」**如此一來，就能與綠綠和睦相處，並更加理解它。

我們可以透過這些方法理解綠綠：

①透過當下正在發生的生理和心理變化，覺察綠綠正在做出反應（反應內容請參見第1章）。
②覺察何種刺激會讓自己的身體感到安全及放心？
③覺察身體的想法是「希望你好好珍惜令自己感到安全及放心的刺激」。

綠綠會對什麼樣的刺激做出反應？

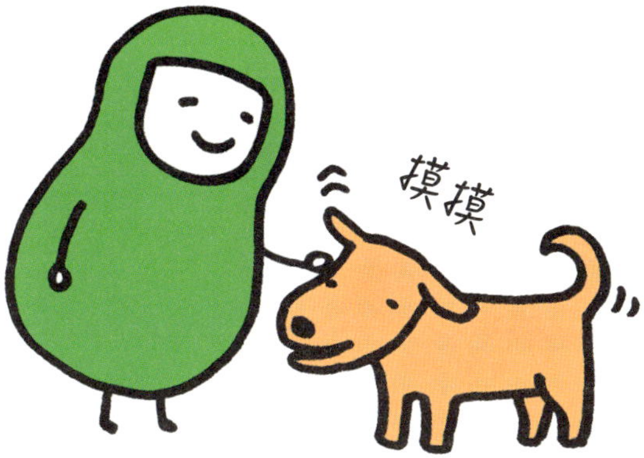

現在，大家是否更理解自己體內的綠綠？爲了和綠綠和睦相處，希望各位能在綠色反應出現時，仔細思考並理解綠綠想表達的訊息。

綠綠和小藍的差別在哪裡？

這裡請容我簡單介紹一下綠綠和小藍的差別。由於本書主要針對初學者，因此只會做個概略說明，請放心。

綠綠和小藍都擁有煞車功能，也就是都傾向於「減速」「降低活動程度」「趨於停止」。

兩種顏色的差別在於，小藍的煞車力道較強，目的是完全停下來；綠綠則是較平穩的煞車，目的在於調整速度，而不是讓活動完全靜止，更接近引擎煞車（透過檔位變換降低車速）的概念。

因爲是以平穩的方式慢慢降速，使得身體能從容應對，所以當綠綠啓動時，也可說是進入「能觀察當前環境和自身條件的狀態」。換言之，疲憊不堪時，身體是動彈不得的；但在放鬆、安全的情況下，身體則會處在平緩活動的狀態。

什麼時候會出現綠色反應？

這邊讓我們用多重語來舉幾個例子。

假設某人說：「即使在回家路上，我還是在想著明天的工作。當我心神不寧地回到家時，一看到寵物來迎接我，馬上就放鬆下來，露出笑容。」這時我們就可以說：「他的狀態從紅色切換成綠色。」

又假設某人說：「我本來覺得出門辦事很麻煩，無意間看到電視上正在播放自己喜愛歌手的新歌，不禁變得既興奮又精神奕奕的。」這時我們就可以說：「他的狀態從藍色切換至綠色。」

再假設某人說：「我在院子裡辛苦地除草，累到完全動不了。後來我伸了個懶腰，竟發現頭頂是萬里無雲的晴空，瞬間覺得神清氣爽。」這時我們就可以說：「他的狀態先是從紅色切換到藍色，再切換到綠色。」

以多重語來詮釋的話，綠綠受到「刺激」後，做出了反應，藉此告訴我們：「先調整一下自己的狀態，放寬心吧！」「先回到安全基地吧！」上述的例子正是**綠綠在提醒我們**：對自己而言，寵物、最愛的歌手和晴朗的藍天，都是十分重要的存在。

綠綠就如同「指南針」

有人曾說，他覺得**綠綠就像自己的指南針**。由於綠綠的功能是「讓我們與能使自己寬心的事物建立連結，並提醒我們什麼才是重要的」，從這個角度來說，用「指南針」來形容確實很貼切；也有些人認爲是「回到初心」「屬於自己的基地」「客觀中立」的感覺。若以多重語來解釋，綠綠就是「（讓你）與能感到安心的事物連結，藉此保護自己」。

看完以上說明，不知各位有何感想？是否已經了解綠綠的重要功能與目的？而在了解自己的神經系統是因爲這許多原因而產生綠色反應時，不知道各位有什麼感覺？若我們能因此對綠綠多產生一點情感與謝意，那眞是再好不過了。

第1章的最後曾跟各位提到的本書關鍵句「在生活中善用綠綠」，就是這個意思。希望各位能慢慢了解體內的綠綠，並找到與它的相處之道。

＊＊＊＊＊

如上所述，這三種神經系統都爲了守護我們的生命及重要事物而運作著。換句話說，三種不同顏色的神經系統，意味著在守護生命與重要事物上，有三種不同的方式。

阿紅利用戰或逃來保護生命，**小藍藉由靜止以節省能量來保護生命**，**綠綠則是透過與重要的事物建立連結來保護生命**。

當我們理解「三種顏色的神經此刻想告訴我們什麼」時，就能與自己的身體合作無間，和諧地共度人生。

2-4

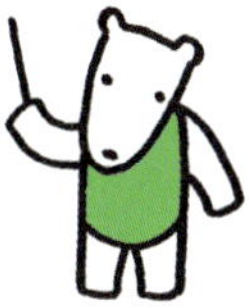

了解神經的「混合」

在這一節裡，我想爲各位介紹**「混合」**的概念。

關於自律神經系統，一般會分爲「交感神經系統」和「副交感神經系統」兩種，且兩者的平衡十分關鍵。但如果分成兩類，很容易就會落入「二元對立」，忍不住比較誰才是更重要的那個。

經常聽到有人說：「讓交感神經太活躍不是好事，還是副交感神經比較重要。」但我並不這麼想，我也希望各位能把一件事放在心上：神經系統沒有好壞之分，不論是哪一種，都很重要。

只要採用多重迷走神經理論中「混合」的概念，就能讓我們更珍惜阿紅和小藍；而關鍵所在，就是綠綠。

混合的特徵是什麼？

在深入理解混合的概念之前，先回顧一下綠綠的特徵。

綠綠是「連結」的神經。當我們和重要的事物建立連結時，就會覺得放心與安全。

綠綠也是負責「調節」的神經——阿紅是「油門」，小藍是「煞車」，綠綠則具有調節兩者的功能，因此也可以稱它爲「平穩的煞車」，可用來調整速度。就像在狹窄或彎曲的道路上行駛時，爲了保障自己的生命安全，速度的調節非常重要；從另一個角度來說，唯有當我們覺得安心、安全時，才有調整的餘裕。

而綠色也可以說是「既可變成紅色，也能變成藍色的狀態」「既可踩油門，也能踩煞車的狀態」，或是「能切換至任何一方的中立狀態」。

請大家記住此綠綠的這項特徵。接下來，我將以此爲依據，繼續解釋「混合」的概念。

2-5 當綠綠與阿紅混合（安心玩）

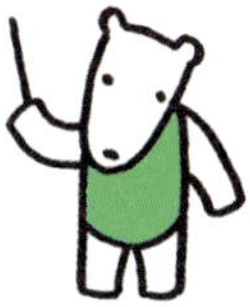

紅綠兩色的混合，指的是**綠綠和阿紅都在運作的狀態**。

綠綠代表的感受是「安心與安全、互相連結」，阿紅代表的則是「行動、戰或逃、踩油門」的感覺。將這兩者混合在一起，就會變成**「放心地行動」「放心地戰鬥」「安全地逃離」「很有安全感地踩下油門」**。

也可以描述為「在感覺自己與其他人事物有所連結的同時採取行動／逃跑」「一起戰鬥」「一起加速」。現在是不是更能掌握紅綠混合的意象了呢？

綠綠和阿紅的混合是「玩遊戲」

提出多重迷走神經理論的波吉斯博士，用**「玩遊戲」**的概念來形容紅綠兩色

紅綠兩色的混合是「玩遊戲」

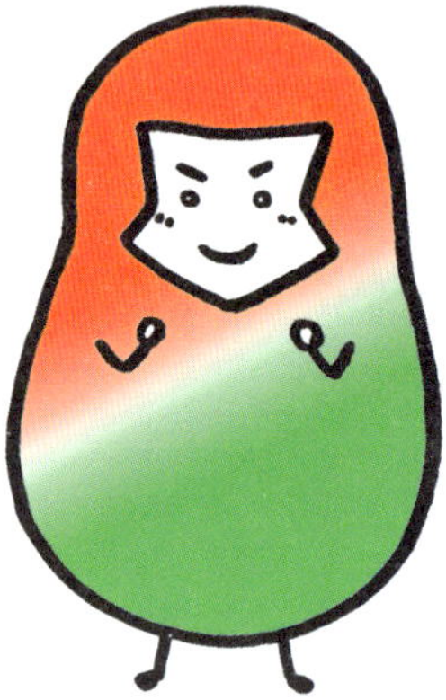

混合的情況。

不論是人類或動物，年幼的個體在一起時都會嬉戲打鬧，並透過遊戲體驗來學習什麼叫「調節」。舉例來說，比腕力是學習放心戰鬥的遊戲，捉迷藏則是學習放心逃跑的遊戲；紙牌和棋盤遊戲是雙方在遵守規則的情況下相互競爭，運動競賽則是和其他選手一邊遵守規則，一邊竭力奮戰。

以多重語的概念來說，在「有規則可循」所帶來的安全感中竭盡全力奮戰的姿態，就可說是「紅綠混合」。在運動競賽裡，如果有人犯規，裁判就必須根據規則做出公正的判決，也就是肩負「確保參賽者能安心且安全地奮戰的職責」。

有些運動競技需要一群人同時下場比賽，也就是需要團隊合作。這種**「一起奮戰」「一起逃跑」「一起行動」的感覺也是「紅綠混合」**。或許是因爲要能在一起玩，本身就需要「安全感」「連結感」和「團結一致」的感覺吧。

紅綠混合是「不帶焦慮的行動」

紅綠混合也可說是**「不帶焦慮的行動」**。如果只有阿紅，卻沒有綠綠，可形容爲「焦慮所引起的行動」或「爲了解除焦慮而做出的行動」。

事實上，大家可以把「紅綠混合」想像成一道光譜，心理師津田眞人將它形容爲**「安心與風險的混合」**，而且很可能是由綠綠負責調節混合比例。

當自律神經認爲當下的環境是「安全的」，就會增加綠綠的占比；如果認爲環境是「較危險的」，就會減少綠綠的占比。

從紅色到紅綠混合的光譜（以工作為例）

阿紅火力全開的情況

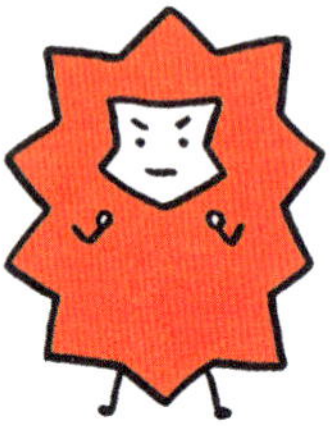

拚死拚活地工作

在擔心自己可能被炒魷魚的情況下工作

帶著不想輸給同事的心情工作

帶著對其他人的憎惡工作

阿紅運轉中的情況

做事做得匆忙慌張

工作時不斷想著結案期限

一邊工作，一邊顧慮其他人的心情

除了繃緊神經，連說話都變得很快

紅綠混合的情況

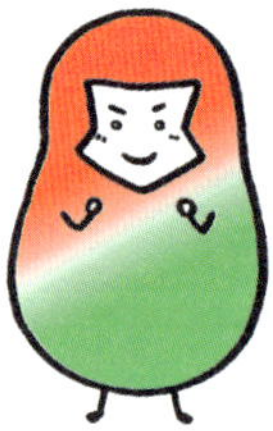

樂在工作，並從失敗中學習

團隊合作，和隊友互相協助

在工作的過程中充分溝通

以不怕失敗的精神進行挑戰

相信你也一定有過這種「紅綠混合」的感覺。不妨試著回想當時的情況：和誰一起行動？在什麼樣的地方奮戰？在什麼樣的連結中踩下油門？這些當下的環境刺激，都會決定行動時的紅綠配比。

2-6 當綠綠與小藍混合（愛）

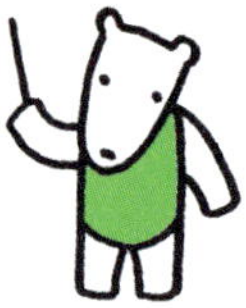

藍綠兩色的混合，指的是**綠綠和小藍都在運作的狀態**。

綠綠代表的感受是「安心與安全、互相連結」，小藍代表的則是「靜止和休息、踩煞車」的感覺。將這兩者混合在一起，就會變成**「放心地靜止下來」「放心地休息」「在感到安全的同時，以減少能量消耗的方式生活」「在安全的狀態下踩煞車」**。

也可以描述爲「在感覺自己與其他人事物有所連結的狀態下休息」「一起休息」「在感覺連結的同時，以減少能量消耗的方式生活」「一起踩煞車」。現在是不是更能掌握藍綠混合的意象了呢？

藍綠兩色的混合是「愛」

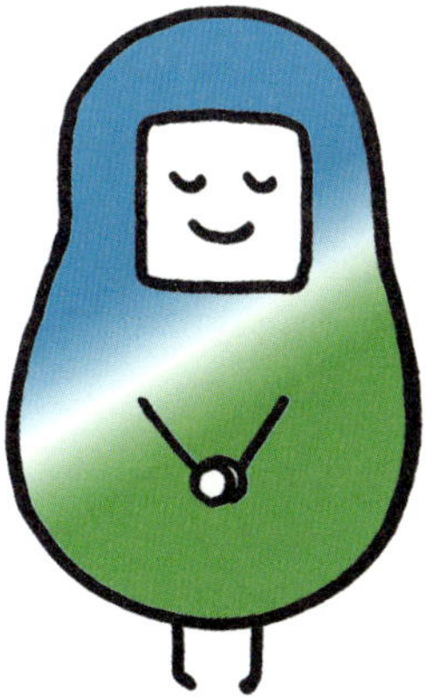

綠綠和小藍的混合是「愛」

提出多重迷走神經理論的波吉斯博士，用「愛」來形容藍綠兩色混合的情況。

這是一種放心靜止的狀態，換言之，就是委身於某種能讓自己安心的事物。這可說是一種「要不要行動都可以」的感覺，也可以說是「無條件獲得接納」「光是活著，就能獲得接納」的狀態。

舉例來說的話，像是待在一起時，即使沉默也覺得很放鬆的關係；無論對方做什麼，自己都不會擔心遭到傷

從藍色到藍綠混合的光譜（以休息為例）

小藍全力運轉的情況

回過神時，已不支倒地

連一根手指也無法動彈地躺臥著

因「休息」而感到內疚和羞愧

完全提不起勁的狀態

小藍運轉中的情況

疲憊到無法思考

想要一個人靜靜地喘口氣，不想說話

精力和體力都有點不足

對「休息」產生抗拒

藍綠混合的情況

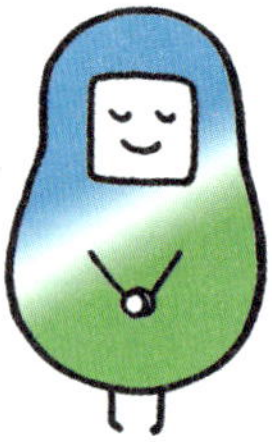

和朋友一起安歇的感覺

充分疼惜自己後放鬆的感覺

在可靠的人看顧下歇息的感覺

休息之後就能再次努力

害，或是無論自己想做什麼，對方都不會反對的感覺。

即使不採取行動、即使沒有任何「產値」可言、光是「活著」就能獲得接納的感覺——用多重語來描述的話，這就是「藍綠混合」。

現代社會的價値觀往往認爲，既有效率又有生產力才是好的，在這樣的環境裡，說不定有許多人都希望能體驗「什麼都不做也可以」的藍綠混合狀態——我想應該**很接近所謂的「療癒」狀態**吧！

近年來，三溫暖越來越受歡迎。有人說，洗三溫暖時冷熱水浴反覆交替的過程，能讓人體驗到「身心重整」的感覺，這種感覺也可說是「藍綠混合」。

同樣在近年來很流行的活動之一，就是露營，而且很多人覺得「露營就是要搭營火」。一語不發地看著營火燃燒，這樣的時光眞是令人愉悅。無論是獨自一人，或是有人作伴，一邊放空，一邊聽著柴火劈啪作響，讓自己純粹地「存在」於當下——這種時候，應該就是小藍與綠綠協力運作的時刻吧。

除此之外，也有很多人會選擇在假日時走進寧靜的大自然，藉此療癒自己，或許也是因爲人們想啓動自己體內的小藍和綠綠吧。

藍綠混合是「不帶焦慮的靜止」

藍綠混合也可說是**「不帶焦慮的靜止」**或**「放鬆的休止」**。如果只有小藍，卻沒有綠綠，可形容爲「因焦慮而靜止」「因恐懼而停止」，或是「雖然想動，卻無法如願」。

事實上，大家可以把「藍綠混合」想像一道光譜，而且很可能是由綠綠負責調節混合比例。

當自律神經認爲當下的環境是「安全的」，就會增加綠綠的占比；如果認爲環境是「較危險的」，就會減少綠綠的占比。

相信你也一定有過這種「藍綠混合」的感覺。不妨試著回想當時的情況：和誰一起靜止不動？在什麼樣的地方、以什麼程度的連結踩下煞車？這些當下的環境刺激，都會決定行動時的藍綠配比。

2-7

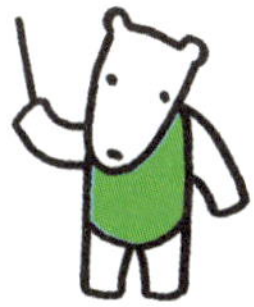

當小藍與阿紅混合（戰與止的糾結）

除了紅綠混合和藍綠混合外，再爲各位介紹另一種混合，那就是**紅藍混合**。

不同於前兩種，紅藍混合的狀態往往令人難受。表面上看起來靜止不動（藍色狀態），其實腦袋與內心充滿焦慮，並試圖要自己採取行動（紅色狀態）。

用車子來比喻的話，就是**同時踩下油門和煞車**。在這種狀態下，車子不但不會前進，還會不斷消耗燃料；即使表面上看起來什麼都沒做，但實際上早已筋疲力竭。

如何擺脫紅藍混合狀態

雖然長年在身心科工作，但我會**將絕大多數的精神疾病詮釋爲「紅藍混**

紅藍兩色的混合是「我該戰鬥，還是該靜止？」

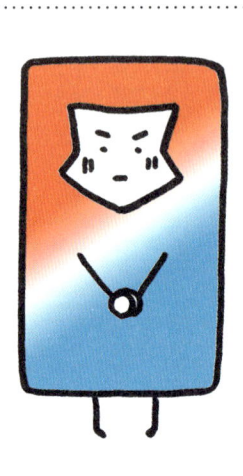

合」。一般而言，精神疾病多被視為複雜的神經系統疾患，不僅難以理解，也很容易產生誤解。

由於缺乏綠綠的加入，意味著紅藍混合是一種安全感和連結感較少的狀態。這種狀態容易落入非黑即白的二元對立思考，例如：「我要去學校，還是不去？」「我要去上班，還是不去？」「是這個人的錯，還是那個人的錯？」「這是對的，還是錯的？」說得極端一點，這是一種**「我該戰鬥，還是該靜止（死亡）？」的狀態**。

一旦綠綠的功能開始回復，我們就能跳脫二元對立的局限，讓自己的感受和思考進入另一個維度。

各位或許也有過類似的經驗：原本一直焦慮地到處找尋答案，直到與某人聊聊並冷靜下來後，才突然回過神來，無法理解自己怎麼會爲了這種事煩惱到那種程度；又或是正煩惱不知該如何是好時，因爲與寵物、動物或大自然接觸，眼前所見忽然爲之一變，覺得自己的擔憂根本微不足道。

換句話說，暫時遠離問題，等到身體恢復活力後再次回顧，就能從不同的角度看待原本的問題。相信許多人應該都有這類經驗。

對於這種現象，有時我會稱爲「消弭問題」，而非「**解決問題**」。在紅藍混合的狀態下，我們經常忘記什麼才是眞正重要的、丟失自己最自在坦然的樣子（綠色狀態），並被「人生的終極目標就是解決這個問題」的感覺困住。一旦意識到「能不能解決這個問題，其實也沒那麼重要」，就能從中獲得新的覺察。不知道各位是否也有過這種感覺？

一旦試圖「解決」問題，就會看不見的事

我曾在〈序章〉提到實用書的極限。之所以那麼說，並不是要否定實用書所

提供的知識與方法，而是想提醒大家：**那些儘管嘗試了書中方法，卻仍無法解決問題，並爲此困擾的人，其實已經被「人生的終極目標就是解決這個問題」的想法絆住了**。

當我們採取了普遍認爲正確的方法，卻得不到好結果時；或是因陷入矛盾掙扎而備感痛苦時，這或許正是在提醒我們：綠綠運轉的時間太少了。我們可能拚了命想解決問題，於是把所有注意力都放在上面，非常執著地想打敗它，以至於忘了給自己一些「遠離問題的綠色時間」。

用「混合」的概念來表達，就是想試著從「因用力實踐實用書所提供的方法」所導致的紅色狀態，轉而以遊戲的心態（紅綠混合）來進行挑戰。有時不妨放下實用書，留給自己一些時間，創造出藍綠混合的狀態；之後，再以嘗試的心情重新挑戰書中提供的方法——像這樣**一邊實踐，一邊享受綠綠在體內運作的感覺**，就是本書想提供給大家的建議。

換句話說，當我們打算去做某事時，不妨把重心放在「放心嘗試」「與某人一起做做看」「用玩遊戲的心情去試試看」，或是「在嘗試的同時，也與重要的人事物保有連結」（這些都是紅綠混合的精髓）這幾項要點上。

另一方面，這些思考也同樣重要：「放心地不做任何嘗試」「試著與某人一起停止（放棄）那件事，讓自己休息一下」，或是「讓身體得到休息」（這些都是藍綠混合的精髓）。

******

以上，就是有關「混合」的介紹。希望各位能記得，「神經系統是透過紅色、藍色和綠色三種方式來守護我們的生命」。阿紅和小藍的出現絕非壞事，它們只是在需要的時刻發揮作用而已。

我們可以說，**若想讓阿紅和小藍的表現更好，就需要綠綠的協助**。平時不妨運用紅藍綠三色與混合的概念，觀察自己的身心狀況。

重點整理

- 三種顏色的自律神經反應，是對某種「刺激」所產生的生理反應。
- 雖然使用的方法各不相同，但這三種自律神經都是為了守護我們的生命與重要的人事物而啟動。
- 只要能好好理解三種自律神經的啟動開關，我們就能與身體成為朋友，與它和睦相處。
- 請試著採納「混合」的概念，包括紅綠混合與藍綠混合。
- 如果只有阿紅和小藍在運作的話，會讓人覺得活著好難；但只要讓綠綠加入，無論是阿紅或小藍，都能變得更有活力。
- 與其在紅色狀態下堅持使用書中介紹的方法來解決問題，不如試著讓紅綠混合及藍綠混合成為自己的盟友，以消弭問題。

第3章

打造
多重語生活

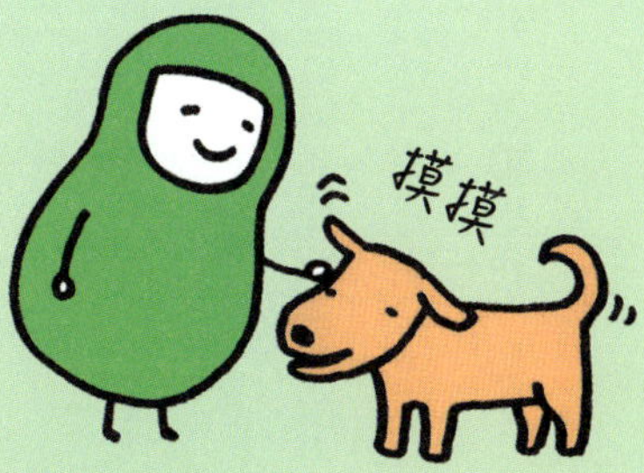

3-1

以多重語進行日常觀察

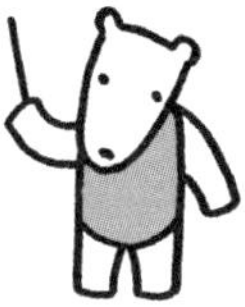

本書的目的在於讓各位了解多重迷走神經理論，並將其運用在生活和工作中。如果這樣能爲各位減輕煩惱、活得更輕鬆，那就再好不過了。

若希望讓大家能活用艱深的多重迷走神經理論，就必須讓它容易理解、使用與傳達。本著這樣的出發點，我以「多重語」（以三種顏色來描述）來介紹多重迷走神經理論，並希望大家也能在自己的日常生活中使用多重語，在度過每一天的同時，也將注意力放在自己的身體上，觀察三種神經的狀態。

我們生活在一個資訊超載的環境裡，很容易把注意力投注於外在事物上。但這麼一來，也使我們日復一日過著對身體狀態毫無覺察的生活。

當然，有些人本來就很在意自己的身體，還會爲此每日觀測健康狀態：有的人會量血壓，有的人會透過智慧裝置監測心率，有的人會隨身佩戴計步器，有的人會量體溫……尤其在新冠疫情爆發後，試圖了解身體數值的人似乎也跟著增加了。

然而，這些血壓、脈搏、步數、體溫等監測數值，有時反而會讓我們陷入紅色狀態；比方說，我們會提醒自己血壓一定要低於多少、每天至少要走多少步之類的。有時甚至會發生這樣的事：為了減重，憑著意志力死撐著節食；只要血壓降不下來，整個人就覺得很煩躁；勉強自己，非走完每天預定的步數不可；體溫一旦升高，就陷入沮喪之中。**如果太執著於判斷自己的身體狀況「好」或「壞」，就會讓阿紅變得更活躍**。

當我們只是單純觀察自己的身體狀態時，主導神經系統運作的，就會是綠綠；當我們覺得自己必須將身體改變為某種（更理想的）狀態時，就會輪到阿紅出場了。這兩者的差異非常重要。就算只是看個大概也沒關係，建議各位養成練習觀察「身體現在處於何種顏色的狀態」的習慣。

3-2

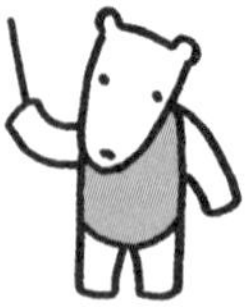

案例A：這不是你的錯，是自律神經反應

這是A太太結婚的第五年。生下孩子後，她便回到娘家坐月子，並請爸媽協助育兒，娘家的家人也都很開心。然而，一段時間後，她開始感到焦慮，害怕孩子感染新冠肺炎，也害怕家人把病毒帶回家，擔心到無法入睡。

雖然A太太在母親的協助下養育孩子，但某天媽媽念了她幾句：「與其一天到晚擔心這些有的沒的，還不如給我振作一點，都當媽媽的人了。」這讓她又生氣又沮喪。

另一方面，雖然她和丈夫可以透過電話連絡，但兩人的時間常常對不上，也讓她對丈夫感到不滿。爲了避免家人和孩子感染新冠肺炎，A太太每天都會看相關的報導和影片，但越看越覺得心神不寧，覺得自己好像什麼也做不了。好不容易才生下期待已久的寶寶，沒想到自己竟是個不爭氣的媽媽，有時甚至會忍不住在夜裡偷偷哭泣。

某天，她在婦產科遇到當時負責照顧她的助產師，便向對方傾訴了自己的煩惱。助產師則以「多重語」向A太太解釋了她的狀況。

「A太太，謝謝你把這些事情告訴我，畢竟你是第一次生產，也是第一次帶孩子，一定會遇到很多不懂的事。成爲媽媽之後，有一件很重要的事，那就是『了解自己的身體狀態』。我會告訴你該怎麼做。我們的身體裡有三種自律神經系統，爲了方便理解，我們就用阿紅、小藍和綠綠來稱呼它們。

「阿紅指的是那些爲了要保護重要事物，或是爲了遠離會引起壓力的事物而啓動的神經，也被稱爲『**油門**』。小藍是透過讓我們感到疲倦來踩『**煞車**』的神經，目的是讓踩下油門後加速的身體不至於累到壞掉。綠綠則是用來『**調節**』的神經，它可以讓我們跟能使自己覺得放心的人事物產生連結，進而感到安全，然後用恰到好處且和緩的方式，調整油門和煞車的平衡。也可以說是一種『**平穩的煞車**』。

「自律神經並不是可以靠自己的意識去驅動的東西，它會綜合考慮各種環境因素和身體狀態後，自動以三種不同的神經去做出反應。你所說的『因爲擔心小孩染疫而煩躁不安』和『因爲怕自己沒辦法如預期那樣顧好孩子而焦慮』，完全不能拿來證明你是個不稱職的媽媽。

「當我們想保護重要的人事物時，體內的阿紅會很活躍；生完小孩後更是如此，因爲對媽媽來說，保護孩子是最重要的事，所以也很容易以這種狀態面對老公和自己的媽媽。既不是你的性格哪裡有問題，也不是當媽媽的能力不足喔。

「然後呢，讓阿紅運轉是很消耗能量的，會很累，這時候小藍就會出來踩煞車，你就會因此覺得沮喪、想哭，覺得『也許我不是一個好媽媽』，這種反應也是很自然的。重點在於，我們要讓綠綠加進來。當你的身體跟『現在能讓自己感到放心的人事物』建立連結時，綠綠就會開始反應。

「如果跟我們這些醫護人員建立連結能讓你安心的話，那是再好不過的了。我希望你能優先考慮照顧好自己的身體，並過著有助於讓綠綠啓動的生活。」

助產士使用多重語，向A太太解釋她目前的身心狀態。

「所以說，這不是我的錯……是神經正在做出反應嗎？」

「是啊。這和個性或人格無關，純粹是生理反應。就像吸到胡椒粉時會打噴嚏，吃到壞掉的東西會拉肚子一樣，都是生理反應。就像這樣，生完小孩後，阿紅和小藍會變得過度活躍，神經就會對各種刺激做出反應。

「不用強迫自己成為一個好媽媽，先照顧好自己的身體，調整到能冷靜下來的程度。蜂蜜是個不錯的選擇，不妨偶爾吃一些。另外，下個月有一場媽媽們的聚會，有興趣的話，請一起來參加吧。」

與助產師商量後，A太太覺得緊繃的身體彷彿得到了恰到好處的舒緩——她已經好久不曾感覺這麼輕鬆了。自責的念頭並沒有就此消失，但現在的她似乎能眞正認識到，身體是因爲第一次生產才變得亢奮，又因爲亢奮過後而變得疲累。

現在，A太太每天都會看著三種神經的插圖，觀察身體在紅色狀態和藍色狀態裡的樣子，同時也發現，自己其實已在某些時候表現出綠色狀態。

「和助產師商量後，緊繃感好像緩解了，這就是進入綠色狀態的感覺嗎？」

「這麼一說，我確實曾在跟媽媽吵架後，忍不住哭出來，結果那天睡得超好。這是因爲小藍出來踩煞車，讓身體從紅色狀態轉到藍色狀態嗎？」

「我去了給媽媽們的聚會，聽到和我有相同煩惱的人述說自己的故事時，心裡有種安心感，那也是綠綠在運作的狀態嗎？」

A太太開始學會用這三種顏色來觀察自己，也越來越能在許多情況下直覺地了解自己目前的狀態。但她也發現，有陣子反而因爲**「搞不清楚自己處在哪種狀態」，給自己造成心理壓力**。

在那之後，她盡量前往那些能讓綠綠啓動的環境，每個月也至少會和助產師碰面一次，身體呈現綠色狀態的機率便提高了。

此外，A太太現在也能用神經系統的三種顏色來觀察自己的家人，例如：「我媽自己還不是也紅紅的（笑）？」「我老公講電話的語氣冷冷的，大概因爲他那時候是藍色的吧？不過，星期天早上的他是綠的。」

這樣的生活持續一段時間後，A太太開始產生這樣的想法：「不當一個完美的媽媽也沒關係啦！」「我媽也不可能是完美的，她也有變紅的時候啦。」漸漸的，她已能更輕鬆地看待自己的狀態或眼前的狀況，不再將它們視為應該改善的問題。

使用多重語帶來的改變

看完A太太的例子，不知道各位有什麼感想？是否對於在日常生活中使用多重語的具體情況有了一點頭緒？

因為擔心自己的孩子，A太太透過網路和書籍蒐集各種資訊，每天都在調查和思考什麼是「正確的」育兒之道、預防感染的方法和母親該有的樣子，希望能找出「答案」。用多重語來說，就是「阿紅的運作十分強勁」。有時她和家人發生衝突後會落淚，有時也會疲憊到無法帶小孩，在多重語的語境中，這些狀態會被描述為「小藍踩下了煞車」。

在那之後，她定期與曾照顧過她且十分信任的助產師見面，也參加了媽媽聚會，這讓她的緊繃感獲得恰到好處的緩解。當她開始思考「說不定自己並沒有做錯什麼」時，多重語會將這種狀態描述為「綠綠開始運作」。這是一種生理反應，取決於自律神經的活躍程度，而不是當事人的性格或能力。

A太太原本把關注的焦點放在自己以外的事，例如孩子、新冠肺炎病毒、母親、丈夫，以及各種網路資訊和書籍等，而不是自己的身體。當時她似乎沒有意識到「自己的身體狀態已經失衡」，也不明白該如何了解自己的身體和神經。

當身體失衡時，許多事情往往會跟著出錯。**爲了讓自己的身體調整至平衡，首要任務就是「了解並覺察自己現在的身體狀態」**。透過代表三種自律神經的三種顏色，我們就能輕鬆地更了解自己的身體。

A太太的多重語日記

A太太開始學習多重語後，寫**「多重語日記」**就成了她每天的功課。之所以養成這個習慣，主要是助產師的建議：「你不妨觀察一下，看看自己的身體接收到什麼樣的刺激時，會以什麼顏色做出反應。」

◆A太太的多重語日記摘錄

「六月一日，大概是梅雨季的緣故，雨下得很大，所以我是藍色的。整理垃圾的時候，發現父親將沒喝完的啤酒罐隨手放在桌上，阿紅馬上就跑出來了。『啤酒要是不小心灑在小孩身上怎麼辦？』我生氣地說。我知道這是出於保護小孩的心情，也就能理解自己為什麼會變紅了。當我吃著稍晚的早餐時，心情好像已經穩定下來了，是綠綠出來了吧。

「我發現，可能是因爲昨晚沒吃飯就直接上床睡覺、空腹帶來的疲憊感才讓我變成藍的。下午雨停了，逐漸露出蔚藍的天空，身體也變成綠的。帶著孩子去公園時，正好看見那個我很不擅長應付的鄰居老太太，整個人一下子變紅，馬上決定打道回府。傍晚去購物時，剛好碰到限時促銷，買到了很划算的東西，身體就變成了綠色。看來我的身體很喜歡特價商品呢。」

「九月一日，從娘家回來到現在，終於習慣了待在自己家的感覺。昨晚第一次這麼早就入睡，睡醒時的感覺很好。應該是紅綠混合吧，神清氣爽、動力滿滿的。最近，爲了腸道健康，我開始使用含有乳酸菌的營養補充品。不知是不是乳酸菌發揮作用，這幾天的排便都很順暢，綠綠也從一大早就在身體裡活躍著。以前的我竟然覺得連續三、四天都沒排便是正常的，看來當時的我並不是很重視自己的身體和腸道。助產師推薦的蜂蜜似乎很適合我。

「中午看新聞時，聽到自己喜歡的偶像團體要解散並退出演藝圈時，震驚到整個人都變藍的；但意外的是，我並沒有爲這件事沮喪太久，感覺有點像是藍綠混合。雖然很驚訝，但也有種『感謝你們一直以來的付出』的心情。

「育嬰假就快結束了，一想到下個月就得回去上班，阿紅就跑出來了。用LINE連絡同事時，她說主管應該不會給剛休完育嬰假的人太大壓力，要我不用太擔心。聽到同事的話，身體馬上就變綠了；然而一想到復職後，不知道丈夫會不會分擔家事，又焦慮地變成了紅色。」

「一月五日，元旦假期結束。想到差不多該送孩子去托嬰，自己也要重返職場，就覺得好像有點變藍；但我猜，變藍說不定也跟天冷有關。

「如果是以前，我可能會給自己貼上負面標籤，像是『爲了一點小事就消沉，眞沒出息』或『懶惰鬼』。但知道多重語後，現在已經能自然而然地認爲這單純是身體和神經的反應，不用每件事都要想『怎麼會這樣』，簡單多了。天氣冷也是沒辦法的事，身體變藍也是沒辦法的事，只要盡力而爲就好了。

「年終折扣季時，我用很划算的價格買了一條觸感柔順又溫暖的毛巾毯，我打算把它帶去公司，工作時可以用它來保暖。這麼一來，應該可以讓身體保持在紅綠或藍綠混合狀態吧。最近也開始能預測『如果這麼做，身體可能會變成那樣』，這都要歸功於綠綠的幫忙。」

「三月三十日，老公開始固定上健身房已經兩個月了。他剛開始健身的時候，整個人看起來藍到不行，一副很疲倦的樣子，但最近似乎變成了紅綠混合；就算天氣很冷，只要去運動流汗，好像就會變得很舒暢。除了公司，老公還有其他地方可去，讓我覺得自己的綠綠也變活躍了。身體果然很重要啊，我重新體認到了這點。

「受到老公開始喝蛋白飲的影響，我決定開始吃胺基酸補充品。這讓我有點興奮，變得有點紅綠混合。剛生完小孩那陣子，我一直以爲老公什麼都沒做，但最近仔細回想才發現，他趁我回娘家的那段期間，把家裡重新布置了一遍，每週也都會去採買嬰兒用品。一想到他自己也很累，仍願意做這麼多事，內心就湧現出對他的感謝。我一定是神經系統失衡，才會老是看到丈夫不好的一面。

「誠如多重語所說，我確實能感覺到，當阿紅或小藍在運作，以及綠綠在運作時，我看待世界的方式是不同的。或許是因爲我的綠綠時間增加了，所以老公的綠綠時間也增加了；而老公開始健身後，他的綠綠時間增加了，所以我的綠綠時間又變得更多了。助產師曾說『顏色是會傳染的』，看來似乎是眞的呢。」

打造多重語生活，了解自己的狀態

到這邊，各位對A太太的「多重語生活」應該略知一二了吧？**「了解自己的狀態」所帶來的安全感**，**對任何人而言都是至關重要**，A太太自己也注意到了這一點。反過來說，如果「不了解自己的狀態」，就很可能感到焦慮，並陷入一味尋找原因或歸咎責任的泥淖（請參照〈序章〉）。

A太太十分好學，遇到煩惱時，會想認眞了解並實踐能解決問題的「方法」

和「訣竅」，這是很了不起的。但她過去似乎沒有意識到「自己的身體是以什麼顏色在實踐那些方法」。

如果是在阿紅火力全開的狀態下學習並實踐，將使身體負擔越來越沉重。紅色狀態持續太久，就會變成藍色；一旦變成藍色，就很有可能無法採取行動，甚至連原本想要的生活都將離自己越來越遠。

重點在於「適度」，也就是**讓阿紅在適度運作的情況下學習與實踐，而不是要它全速運轉**。此時的關鍵詞是「綠色狀態」。各位應該還記得，綠綠的功能是「調節」，也就是「適度」。增加讓身體處於綠色狀態的時間，就能變成「適度的紅色」，也就是「紅綠混合」，這時再來學習或實踐，才會更容易上手。

對A太太來說，有助於讓她進入綠色狀態的線索包括：助產師、媽媽聚會、多重語日記、晴空、特價資訊、乳酸菌保健食品、蜂蜜、喜歡的偶像團體、溫暖的毛巾毯、丈夫上健身房等。當然，我相信一定還有其他事物能幫助A太太進入綠色狀態。

創造一個能讓身體呈現綠色狀態的生活環境，將改變我們的「體質」，讓體內的綠綠運作得更順暢。如此一來，除了自己的情緒和思維更容易處於綠色狀態，我們對事物的認識與解讀，也會朝著綠色方向轉變。

換言之，**不是「問題被解決」**，**而是「問題看起來已經不同於以往」**。

在某些情況下，問題有可能因此不再成爲問題。感覺像是自己的觀點或思維自然而然就改變了。比方說，我們很可能會覺得：「幹麼那麼執著？」「仔細想想，這算是個問題嗎？」或「另一件事應該更重要吧？」

只要不時在生活的空檔中調整自己的身體，我們面對煩惱或問題的方式就會產生變化；也可以說，一旦改變了與煩惱和問題的距離感，看待它們的方式也會跟著不同。總而言之，就是**「煩惱（事情）的方式改變了」**，而這正是本書所要強調的重點之一。

3-3 案例B：學會把綠綠帶進職場運用

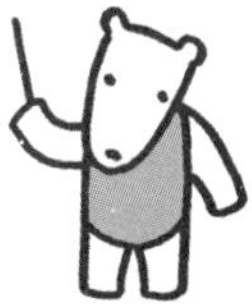

我們再看看另一個例子。B先生是五十多歲的中階主管，約有十名部屬，最近，他因爲必須定期和部屬進行一對一面談而煩惱，不知該如何培育他們。

有人因長期加班而疲憊不堪，有人因經常與同事發生衝突而心浮氣躁，有人因老是犯同樣的錯誤而沮喪難過；也有人儘管很好相處，但毫無計畫、經常臨時起意，反而使周圍的人感到困擾……每個人都有不同的狀況和個性，該如何應對，眞的讓B先生傷透腦筋。另一方面，除了部屬的培育，他也得維持自己的業績，每天都像是受到公司的監視般，眞的壓力山大。

好學的B先生爲了找出解決之道並加以實踐，會閱讀「如何培育部屬」「組織發展方法」「讓部屬成長的十個技巧」之類的書籍，也會參加培訓課程，但似乎一直沒什麼作用。

後來透過別人介紹，B先生在一場研習會上認識了「多重語」。該次主題是「以多重語爲基礎的人際關係與組織發展」，當時對方對他說：「你可以從不同於心理學、領導理論和自我啓發的角度學到東西喔。」雖然是三小時的研習，但B先生卻覺得時間一眨眼就過去了。

以下是B先生當時的筆記摘錄。

- 哺乳動物和人類都有三種自律神經，它們會自動發揮作用，以保全性命。
- 自律神經以「保命」爲優先，而不是遵循常理常識或人類制定的規則。
- 紅色、藍色、綠色三種自律神經的反應是反射性的，其運作獨立於意志之外。
- 明明想做卻做不到，或是明明不想做，卻還是不由自主地去做，這些情況很有可能是受到自律神經的影響。
- 與性格好壞或意志力強弱無關，而是身體自行做出反應（生理反應）。
- 處在讓身體變紅的環境裡而變成紅色，一段時間後變成藍色；獨自休息一陣子，或回到讓自己覺得安心的地方，就會變成綠色。這是自然而然的轉變。
- 人際關係很可能是自律神經的互相投射。就像先有雞或先有蛋一樣，當一個人處在紅色狀態時，彼此都會變成紅色；處在綠色狀態時，彼此也較容易變成綠色，很難說是誰先開始的。

- 工作時的關鍵在於維持「紅綠混合」與「藍綠混合」的平衡。
- 一個人持續呈現「紅綠混合」時，就能發揮最好的表現；若只有紅色，表現往往不佳。
- 主管要培育部屬或帶領團隊時，首先自己必須要保持在綠色狀態。
- 當我們能接納自己的紅色和藍色神經，並接納部屬的紅色和藍色神經後，綠色的部分就會增加，更容易變成「紅綠混合」。

B先生在研習結束後，鬆了一口氣。他從中獲得了什麼樣的覺察？接下來，就透過B先生的日記來看看他的多重語生活吧。

B先生的多重語日記

「五月一日，我第一次參加多重語的研習。我發現，由於參加過各種研習的緣故，使得自己過分重視理論。我從來沒想過培育部屬跟身體有什麼關係，不論是自己或部屬的身體狀態，目前爲止完完全全沒考慮過。『神經反射性地做出反應』『並不是因爲自己想要，才變成紅色或藍色的，這是一種生理反應』等說法讓我大開眼界。講師建議我們寫多重語日記，而我也決定以這三種顏色來觀察自己的生活。」

「五月十五日。以往，即使是放長假的時候，我也都在工作，但我相信『對管理者來說，保持綠色狀態很重要』這句話，所以今年的黃金週，我努力讓身體處於綠色狀態。或許是拜此之賜，假期結束後，我幾乎感受不到過去那種開工後的疲憊（算是處於藍色狀態嗎？）。沒想到這麼簡單就能消除那種倦怠。

「時隔多年，我去了學生時期常去的澡堂，身體有煥然一新、變成綠色的感覺。長假結束後，我仍以每週一次的頻率去澡堂。以前明明每天都要喝酒，現在卻會開始思考『喝酒似乎會讓我第二天變成藍色』，而想試著減少飲酒量。」

「五月三十日，我開始覺得，過去是自己選擇讓自己過著『紅通通』的生活。即使是可以直接給部屬看的資料，我也非得親自讀過一遍，看看有沒有問題。現在想想，當時的我是處於紅通通的『解決問題模式』。無法放手讓部屬去做，或許正因爲我處在紅色狀態。眞不知道自己當時到底在跟什麼東西搏鬥。

「說不定是因爲我開始注意呼吸的方法和身體是否呈現綠色狀態，現在的我好像可以告訴自己：『那件事就全權交給他們去做吧！』『等到出問題的時候再來解決也不遲。』可能是因爲我這樣的態度，我覺得部屬開始會主動報告自己的進度了。這是綠色狀態帶來的加乘效果嗎？不曉得，再觀察看看。不論如何，今天也要去澡堂泡個澡。」

「六月十五日。是不是因爲我總是帶著公務手機，所以才會變成紅色啊？我記得研習時曾提到『要從刺激和反應的角度去思考』，也就是要思考是什麼讓自己變成紅色的。來實驗一下好了，看看如果盡量把公務手機留在公司不帶回家，會發生什麼事。

「我學到一件事，紅綠混合是『實驗精神』。C從五月起就常常請假，是不是表示他處於藍色狀態？確實，要是加班加得太超過，任何人都會變藍吧。可能是我給他太多業務工作了。如果告訴他『變成藍色也沒關係』，換言之，就是讓他能處在藍綠混合的狀態裡，會發生什麼事呢？這應該算是一種實驗吧！猶豫著要不要邀C一起去澡堂，這也是一種實驗吧？」

「六月三十日。最近，就連部屬的狀態也能用顏色來分辨了。以前我只關注部屬的態度和發言，現在我發現自己也會同時觀察他們的身體狀態。老愛唱反調的D應該是紅的，他的神經一定很緊繃。講師說，體內的紅色神經啓動，是爲了守護某些事物。D想守護什麼呢？不想讓別人看見自己的脆弱嗎？想保護自己的顧客嗎？到底是什麼呢？

「下個月開始，我必須和部屬們進行一對一面談，或許到時候可以教他們如何使用多重語。不知道大家聽了會覺得怎樣。就我個人而言，開始使用多重語之後，確實讓我卸下了某些重擔，覺得自己不再什麼事都要一一探究『爲什麼』。這一點也許很值得跟他們分享。」

「七月十五日。之所以熱到很煩躁，也是因爲身體處在紅色狀態的緣故。煩躁過後變得疲憊，是因爲身體變成藍色。當身體變成紅色和藍色時，工作沒有進展是理所當然的。我不只要這樣告訴自己，也要這樣告訴部屬們。

「與部屬G進行面談。我跟他分享多重語，沒想到他聽得津津有味。他一邊掉淚一邊說，一直以來，他都覺得是自己抗壓力太低。這段日子他大概過得很煎熬吧。我決定暫時禁止他加班，安排他每週三提早下班，並要求他要好好照顧身體，希望他能因此多把注意力放在自己的身體上……」

B先生的多重語面談

B先生親身實踐了使用多重語的生活（關注身體的生活）後，不但自身狀況開始改善，工作也進展得越來越順利。他根據這樣的經驗試著開始觀察部屬後，便開始對他們身體的顏色（身體的狀態）產生了興趣。

在過去，面對部屬的工作成果，他都認爲這是「性格和能力所導致的」，如今他卻能認爲是「身體狀態造成的」。

有了這樣的轉變，B先生也湧現了協助部屬改善身心狀態的意願。接下來就來看看B先生如何以多重語和部屬C先生進行一對一面談。

B：「最近狀況還好嗎？」

C：「聽了部長介紹的多重語後，我開始不再怪自己缺乏抗壓力，而是視爲自己身體狀況不佳。當我可以這樣想之後，晚上就睡得比較好了，現在我也能大方承認自己應該盡量少喝酒。」

B：「是嗎？眞是太好了。以前我也是這樣，不管是工作進展不順、沒辦法處理問題，還是人際關係遇到挫折的時候，我就會懷疑是自己能力不夠，還是性格太差？但學會多重語後，我開始覺得：是不是身體太亢奮，還是神經太緊繃？是不是應該先喝點水？如果是因爲空腹而低血糖的話，是不是該吃點東西？要去呼吸一下新鮮空氣嗎？還是伸展一下身體再回來工作？……我慢慢明白，像這樣摸索出各種踩煞車的方法，看起來沒什麼大不了，實際上非常重要。」

C：「確實，神經有時候就是會緊繃，會因爲踩了煞車而沒辦法動，背後既沒有什麼理由，也跟自己的意志無關。以前雖然隱約能感覺到自己正處於那種狀態，但就是無法大方承認。有可能是因爲現在已經知道那些是神經和身體的反應，所以好像能坦率承認自己的狀態了……」

B：「雖然公司也鼓勵大家做好健康管理，去做健康檢查什麼的，卻沒有告訴大家具體該怎麼做。感覺上就只是喊話：『小心代謝症候群！』我現在覺得，眞的要時時提醒自己盡量維持在綠色狀態，這一點太重要了。」

C：「我也這麼覺得。過去我沒有『綠色狀態』的概念，只有紅色和藍色。畢竟工作給人的感覺就是一種戰鬥，所以我滿腦子想著的都是輸贏。可能因爲我過去都參加體育性社團，經常參加競賽，所以才會變成這種思維吧。」

B：「有一種叫『混合』的概念，我跟你提過嗎？」

C：「那是什麼？」

B：「我覺得，以『紅綠混合』的狀態工作很重要。這是一種能放心戰鬥、跟夥伴並肩作戰，或像是玩遊戲的感覺。如果能以這種狀態工作，你不覺得很棒嗎？」

C：「確實。如果一直在劍拔弩張的氣氛中工作，很難有這種感覺。劍拔弩張的狀態……應該就是只有阿紅在工作的狀態吧？綠綠眞的很重要，踩油門的時候，還是要加入一些綠色才好。運動競賽也是這樣，帶著笑容應戰、出聲爲隊友加油打氣，還有特別重視團隊合作的時候，往往比較容易獲勝。」

B：「沒錯，就是這種感覺。怎麼讓團隊裡的每個成員都能感受到綠色狀態，讓身體都能『變綠』、擁有安全感眞的很重要。如果我們能多重視綠綠的價値，多用點心思、經常調整心態，創造一個能讓身體處在綠色狀態的環境，那該有多好。如果職場中的每個人都能一起創造這樣的環境，那就太好了……」

C：「我們能做些什麼嗎？就算只是做個深呼吸，效果也不容小覷。部長您好像說過，只要多多使用五感，就能讓身體進入綠色狀態，對吧？也許可以在辦公室裡小聲播放音樂，而不是一片靜悄悄；或是上班可以不用打領帶，更放鬆地工作；也可以不時活動一下身體，不要一直坐在辦公桌前……說不定可以讓大家改用筆記型電腦，這樣就能在辦公室以外的地方工作，感覺也不錯。畢竟只要有網路，在哪裡都能工作；不要整天坐著，而是站著做事，應該也可以。」

B：「沒錯沒錯。也許我們可以讓大家各自提出這類意見，再一起討論，先不管到底有沒有辦法執行。因爲紅綠混合是一種『玩遊戲』的感覺，如果大家能一起玩的話，那就太好了。我參加研習時，講師介紹了一些卡牌遊戲，重點是讓玩家在遊戲中進行對話，像是有什麼感受、產生什麼想法，並說這類對話能讓體內的綠綠獲得滋養。」

C：「桌遊嗎？我猜一定會人有質疑，說這麼做到底有什麼幫助？會這麼認爲的人，他們的身體很可能就是紅色的。凡事只在乎CP值和時間效益的話，大概很難接受『玩遊戲』的概念吧。我好像漸漸明白『紅色狀態』和『紅綠混合』的差異了。眞想參加這樣的研習啊！透過『嘗試』和『實驗』來『玩遊戲』是吧？的確，玩到渾然忘我時，創造力確實會獲得拓展，這對工作來說，其實是很重要的吧？」

B：「沒錯。剛剛的討論讓我想到一件事：在什麼情況下，紅綠混合，或說遊戲模式很重要？在什麼情況下，紅色的戰鬥模式很重要？而怎麼在它們之間切換，應該也很重要。」

C：「的確是。有過玩遊戲的經驗後，自己的想法會更容易從二者擇一，轉而認爲雙方都很重要。」

大家對B先生和C先生的面談有什麼想法呢？雖然是主管與部屬的面談，但是否也能從中感受不緊繃且自由自在的氛圍？

讀完A太太和B先生的「多重語生活」，各位對於多重語的使用，是否也有更具體的想像？

我想邀請各位讀者一起試著寫下自己的「多重語日記」，並試著使用多重語（三種顏色與它們的混合）進行對話。就和學習外語一樣，重點在於必須實際使用它，把它說出來、寫下來。

此外，如果能和同樣也在學習多重語的人對話，將會學得更快。這是因爲和他人一起學習時，綠綠會做出反應，讓彼此在紅綠混合的狀態下進行學習。各位不妨嘗試看看。

重點整理

●如何在日常生活中加入多重語？

一、提醒自己用三種顏色的神經來觀察自己的身體狀態。

二、提醒自己同時以「混合」的概念來觀察身體。

三、提醒自己也以這三種顏色來觀察對方的狀態。

四、自己的顏色狀態會受到對方的影響，反之亦然。因此，我們應該放棄「原因都出在別人身上」的觀點。

●當我們能以上面這四種角度觀察自己周遭的人際關係時，就可以說是已經精通多重語了。請各位從第一項開始依序嘗試。

第4章

提高綠色比例的方法

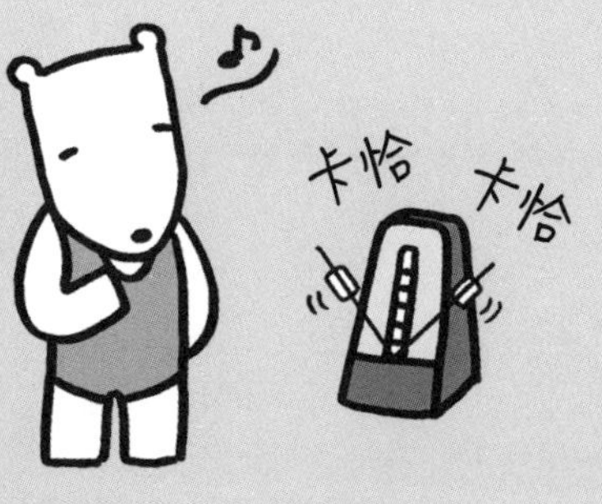

4-1

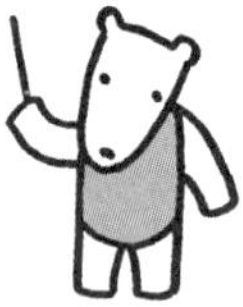

「提高綠色比例」是什麼意思？

首先，再次向各位重複本書的關鍵句**「讓阿紅和小藍保持現在的樣子，並在生活中善用綠綠」**，以便更健康地使用多重語。關於這一點，也將在這一章更詳細地解釋這一點。

不要刻意減少阿紅和小藍的比例

如前面所說的，紅色和藍色狀態表示的是身體正在努力保護重要的人事物，或是努力過後的狀態——遇到各種環境或狀況時，身體會採取「戰或逃或僵」等不同反應，以應付所遭遇的各種環境或狀況。

因此，當我們試著進一步「矯正」紅色或藍色狀態時，事實上是企圖「努力讓神經系統不要這麼努力」，對身體來說，反而是一件非常辛苦且不自然的事。換句話說，這會變成一個讓阿紅無法停止運作的惡性循環。

那麼，該怎麼辦才好呢？答案是**「活化綠綠」**。

這意思是說，**「當綠綠的運作增加時，過剩的阿紅和小藍就會減少」**。大家很可能都聽過類似的例子：越是要求你不去想像一隻脖子很短的長頸鹿，腦中就越會想到短脖子的長頸鹿。不去想它的努力，反而更讓你容易意識到它，到頭來還是會去想。另一方面，如果有人要你別去想短脖子的長頸鹿，而是想像「長鼻子的大象」，從結果來看，確實就不會再去想長頸鹿的事。

利用多重語調節平衡的方式就像這樣。**避免阿紅和小藍啓動的努力，反而更會讓人們意識到它們**。同時，由於「付出努力」是與阿紅有關的行爲，使得「避免阿紅運轉」的想法會進一步增強它的活動，形成惡性循環。

這時能派上用場的，就是如何「增加綠綠的運轉」。增加綠綠的比例（即想像「長鼻象」）最終能使阿紅和小藍減少（從結果來看，不再想「短頸鹿」）。

此外，第2章所介紹的「混合」也會隨著綠綠的運轉增加而增加；這表示阿紅和小藍都會隨之發生反應，變得更活躍。關於這個部分，將在下一章詳細解釋。正如我不斷強調的，希望各位能把「讓阿紅和小藍保持現在的樣子，並在生活中善用綠綠」這句話當成遇到煩惱時的魔法咒語，牢記在心。

如何發現綠綠正在作用？

雖說要「在生活中善用綠綠」，但我們該怎麼注意到「自己現在是否處在綠色狀態」？關於這一點，我們來想想看。

綠綠和小藍都是副交感神經，因此被歸類為「煞車」。就程度上來說，小藍是較強的煞車，身體會產生像是睏倦、痠痛、腦子放空、想休息或躺下等感覺。

另一方面，綠綠是「平穩的煞車」，會讓身體有種稍微放鬆、和緩、沒那麼用力的感覺。

那麼，有哪些生理反應會讓我們注意到綠綠正在作用呢？最容易察覺的，應該是心搏變得平緩吧。接著，呼吸會自然而然地變慢，變深。此外，肩膀不再緊繃，而能自然落下。臉部肌肉也會放鬆，使得眼角下垂，嘴角上揚，並因此露出微笑。

當我們出現這些身心反應時，就可以認定綠綠正在體內作用。

了解身體狀態的「節拍器測試」

這邊想請大家做個簡單的測試，稱之爲「節拍器測試」。

大家可以用手機或電腦在 Google 上搜尋「節拍器」，出現在最上方的結果，就是 Google 提供的工具。其數值所代表的是「每分鐘的拍數」（BPM），按下播放鍵，就可以聽到聲音。

首先，將它設成「六〇」，並聆聽這個節奏一段時間。聽到這個節奏後的心情和身體感受如何？請記住這種感覺。

接下來，把它設成「二〇〇」，同樣聆聽這個節奏一段時間。現在你的內心和身體有什麼感覺？

最後，把它設成「四〇」，再聽聽這個節奏一段時間。感覺一下身心是否有什麼變化。

節拍器測試

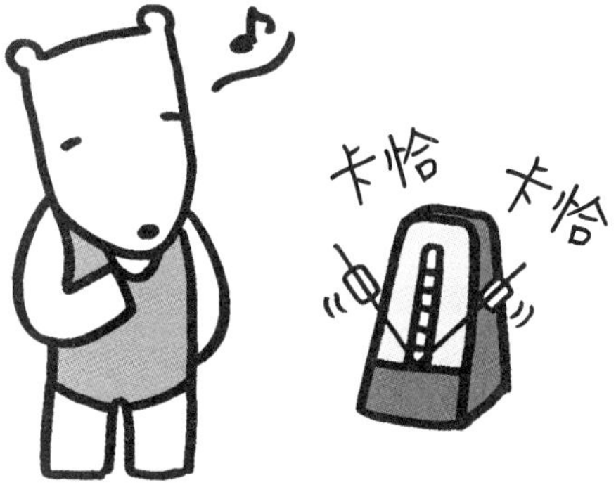

覺得如何？我相信各位的自律神經一定會對這些不同的節奏產生反應。換句話說，不論是綠綠、阿紅或小藍，它們的運作都是一種反射行爲。

我們可以從這裡看到，聲音對自律神經而言也是一種刺激——感知到節拍器所發出的刺激（不同的拍速和音響質地），並因此調整身體的反應，也就是加速或煞車。

雖然這是一個大致上的說法，但是當我們聽到拍速二○○的聲音時，阿紅會做出反應；聽到拍速四○的聲音時，小藍會有反應；聽到拍速六○的聲音時，綠綠會有反應。當然，這也會根據你在哪裡、和誰一起聆聽，以及在什麼樣的身體狀況下聆聽而有不同的變化。

關於「如何知道自己處於綠色狀態？」的問題，我想節拍器測試或許能讓大家從體感上了解這一點，各位不妨嘗試一下。

4-2 第一步是觀察

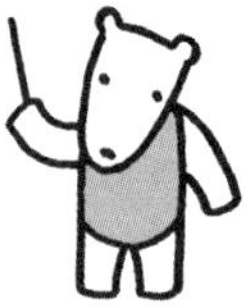

那麼，我們該如何才能眞正在生活中善用綠綠呢？大致上可分爲以下兩個方向：

一、讓自己處於綠色狀態

二、與他人一起進入綠色狀態

首先，先介紹第一項，「讓自己處於綠色狀態」（關於第二項，請參見本章第9節）。如前面所說，綠綠也是在某種刺激下才開始運作的，在第2章裡，我們以嬰兒或剛出生的動物爲例，說明綠綠運作時會產生的反應。

天眞無邪的嬰兒可說是綠色狀態的最佳範例。靠近他們時，我們臉上的表情會不自覺地放鬆，連聲調也跟著變高。我認爲這種自動產生的生理反應，是對嬰兒發出的一種非語言訊息：「我不是你的敵人，而是跟你同一國的，放心吧。」

「能讓大多數人感到安心的臉部和聲音表情」其實是普遍存在的。例如微笑，這是全世界共通的一種非語言訊息。當它很自然地在某人臉上綻放時，表示這個人體內的綠綠正處在活躍狀態。一旦我們接收到能讓人進入綠色狀態的刺激，不但自己的綠綠會跟著啓動，對方也會被自己感染而進入綠色狀態，形成**「綠色交互作用」**。

換句話說，要充分發揮綠綠的作用，就必須先**「察覺自己已處於綠色狀態」**。綠綠給人的印象之所以比阿紅和小藍薄弱，很可能是因爲從某種意義來說，當阿紅或小藍占主導地位時，通常會讓人覺得不太舒服，所以更容易被記住。比方說「超火大」「覺得很後悔」「很沮喪」「睡到不省人事」等，使得人們比較容易記住它們。

另一方面，綠綠運作時給人的感覺是沉穩、平靜、悠閒、放心、感恩。從某種意義上來說，它是樸實無華、不引人注目的，一個不注意就會渾然未覺地與它擦肩而過。

考慮到這一點，我希望各位能先注意到：「**綠綠會在什麼時候運作，而使自己感到放鬆、安穩、自在？**」接著，希望各位觀察「刺激與反應」的組合，並找出是什麼刺激、什麼事件，以及身處在什麼環境中，才啓動了綠綠。在多重語中，我們稱此爲「**尋找綠綠**」。

為你自己「尋找綠綠」吧！

那麼，**讓身體進入綠色狀態的刺激或環境是什麼？**

也許是在回家的電車上看到的日落，也許是寵物吃著晚餐的樣子，也許是品嘗懷念古早味的時候，也或許是看見美麗彩虹的時候。

那麼，**讓身體進入紅綠混合的刺激或環境是什麼？**

也許是自己支持的球隊獲勝時，也許是正在觀看自己最喜歡的電影時，也許是重拾童心、與孩子或朋友一起玩鬧時，也或許是當你實現自己的目標時。

那麼，**讓身體進入藍綠混合的刺激或環境是什麼？**

也許是泡在溫泉池裡、舒服地伸展四肢的時候，也許是有人對你說「幹得好，接下來就交給我們吧」、讓你如釋重負的時候，也許是與久違的朋友重逢並擁抱或握手的時候，也或許是有人對你說「你竟然堅持到了現在」、眼淚忍不住奪眶而出的時候。

我對於人們在何種刺激或環境下，會使得身體進入綠色、紅綠混合或藍綠混合感到十分好奇。希望各位也能對自己的身體和神經保持好奇心。

像這樣，觀察**「身體何時出現綠色反應」**是**「在生活中善用綠綠」的第一步**。接下來，重要的是透過經驗累積，了解「當哪些條件滿足時，綠綠就會有反應」。

也許是幾分鐘，甚至只有幾秒鐘都好，每個人總會在某些時候覺得安心、平靜、放鬆，或是興奮、感到好奇，或是脈搏和呼吸變得平緩。總有些時候，我們**不會去想過去或未來如何，而是帶著無比沉靜的心，專注於當下**。請持續觀察、回想並聚焦於這些時刻。這就是「尋找綠綠」的第一步。

創造有利於綠綠出現的環境

如前面所說的，如果我們能實際經驗並記住「我的綠綠有反應」的感覺，下一步就是「**試著創造讓綠綠更容易產生反應的環境**」或「**前往更容易讓綠綠產生反應的環境**」。

正如前面多次提過的，「綠綠不受意志驅動，而是對刺激做出反應」。與「要想辦法進入綠色狀態」的想法相比，「**什麼環境能讓我進入綠色狀態？**」更容易引發聯想。我認為，**思考如何調整環境，好讓綠綠的反應能進一步擴大**，也是個不錯的主意。

舉例來說，某人回顧了自己處在綠色狀態的時刻：

- 我發現自己會在泡澡時感到平靜。當我思考該如何讓自己感覺更舒服時，我決定在泡澡粉的使用上更講究，回家路上到生活用品店逛逛的次數也變多了。

- 當我沿著與平常不同的路線回家時，發現有一個地方能看見美麗的夕陽，這讓我進入了綠色狀態。當我想著該如何增加綠綠出現的次數時，我決定拍照，並不時回顧自己拍下的照片。這讓我對攝影和相機產生了興趣，也更想知道如何拍出更好的照片。
- 當我把背部放在瑜伽柱上放鬆肌肉時，身體就會進入綠色狀態。我想，如果先泡完熱水澡，再做伸展操，應該能讓自己更舒服，於是嘗試了一下，沒想到眞的很不錯呢。

各位覺得如何？這些看起來可能都是簡單且不起眼的小事，但重點就是要像這樣鍥而不捨地在日常生活中實踐。**「平靜」本來就是很平凡的事，不是什麼華而不實的魔法**。或許也可說是一種小小的幸福吧。

試著透過這種方式觀察綠綠，注意它會對什麼做出反應，並嘗試就「如何讓綠綠的影響範圍擴大」延伸思考。

以多重語來說，**「綠色反應越多，就越有助於調節身體」**。當你察覺到這些反應、與它們共存，並讓綠綠成爲自己的盟友（調整身體狀態）時，我們和身體之間的溝通就會越來越順暢，生活也會變得更輕鬆，更有本錢克服任何挑戰。

不要為了擺脫痛苦尋求過多刺激

在這裡，我想強調一點：當我們處於紅色或藍色狀態太久時，會因爲痛苦而想盡快擺脫這種狀態，想變得快樂，想感覺良好，這都是很自然的。在這種情況下，人們往往會尋求能讓自己忘記痛苦的強烈刺激，也許是吃辛辣的食物、喝酒、觀看刺激的劇情或電影、把音樂的音量調到最大、去看現場演唱會，或者與某人一起狂歡等。

我並非反對大家做這些事，但如果陷入了**「要是不這麼做就會變紅」**（焦慮或煩躁）**或「我得這麼做才不會變藍」**（憂鬱或沮喪）**的狀態，反而會讓問題更纏著我們不放**。你可能會不斷尋求更強烈的刺激，甚至導致某些成癮行爲，像是飲酒量和頻率增加、依賴藥物、沉迷於賭博，或是做出其他不可告人的「無法停止的行爲」。

在我的患者中，有些人的神經系統正處於以上所說的依存狀態，十分痛苦。

但即使處在這種狀態，關鍵仍然是「尋找綠綠」。

尋找綠綠的過程可說平淡，甚至乏味，而許多人總是渴望看到奇蹟，希望自己能一口氣好轉，但這種想法只會徒增痛苦。不過，隨著我們逐漸能體驗到綠綠運轉時的感受，人們也會開始意識到平靜和安穩的可貴。

由於這些都是涉及「身體感覺」的改變，因此聆聽復原者分享經驗談通常很有幫助。此外，當我們能實際感受到紅色狀態與紅綠混合的差異時，就代表自己正走在復原的道路上。下一章將會對這部分再做更詳細的說明。

4-3

專注於五感，並與綠綠相遇

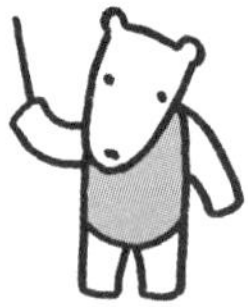

接下來，我將說明使綠綠更容易出現的身體機制，並介紹一些不同的方法，希望各位能實際感受一下身處綠色狀態的感覺。

神經會透過五感對外界做出反應

「五感」指的是視覺、聽覺、味覺、嗅覺和觸覺。人類透過這些感官接收刺激和訊息，並以三種顏色的神經做出反應。接下來，我們將逐一探討每種感官。

◆視覺

看到什麼東西會讓身體進入綠色狀態？你是否會看眼睛想看的東西？是否會

注視**「友善雙眼」**的事物？

在多重迷走神經理論中，我們可以用「觀看能讓身體進入綠色狀態的事物」來形容。

反過來說，如果看到不想看的東西，或因爲危險和不安而不得不看著某些事物，可能會使阿紅變得活躍；如果連看都不想看，就表示目前正處在藍色狀態。

許多人在看到動植物等屬於大自然的事物時，綠綠會因此變得活躍；尤其是看到小動物、花苞或嫩葉等，許多人都會覺得心情愉悅。這些事物所散發的平穩氛圍，會讓我們的身體隨之進入綠色狀態。

現在，你的眼睛想看見什麼？爲了進入綠色狀態，你的身體會希望你看著什麼？

◆聽覺

聽到什麼會讓身體進入綠色狀態？你是否會聽耳朵想聽的聲音？是否會聆聽**「友善雙耳」**的事物？

如果聽到不想聽的東西，或因爲危險而不得不聽某些聲音，可能會使阿紅變得活躍；如果連聽都不想聽，就表示目前正處在藍色狀態。

許多人聽到來自動植物等屬於大自然的聲音時，綠綠會因此變得活躍；此外，如同前面提到的，每分鐘六〇～八〇拍的節奏，也會讓許多人進入綠色狀態。還有一些關於頻率的研究表示，「五二八赫茲」和「三九六赫茲」被認爲有療癒效果。

「那個人的聲音令人放鬆」「聽到這個人的歌聲，會讓我覺得很療癒」「美妙的和聲」——這些也都可能是讓人呈現綠色狀態的聲音。

現在，你的耳朵想聽見什麼？爲了進入綠色狀態，你的身體會希望你聽著什麼？

◆味覺

吃到什麼會讓身體進入綠色狀態？你是否會品嘗舌頭想吃的東西？是否會把**「友善舌頭」**的食物放進口中？

如果吃了不想吃的東西，或是義務性進食，可能會使阿紅變得活躍；如果連吃都不想吃，就表示目前正處在藍色狀態，想要休息。

來自食物的味覺刺激會向大腦傳遞訊息，並透過自律神經引起唾液分泌和消化系統的調整，不過我們並不會意識到這些過程。此外，味覺刺激帶來的愉悅／不適，也會讓人產生反應。

另外，據說身體狀況也會影響味道。比方說，許多人都覺得中藥很苦，但如果使用符合身體狀況的藥方，服藥時可能會嘗到甘甜味，並伴隨著愉悅的感覺。一旦身體恢復健康後，即使服用相同的中藥，也嘗不到之前的那種味道。我和不少患者都有過類似的經驗。

現在，你的口舌想嘗到什麼？爲了進入綠色狀態，你的身體會希望你吃什麼？

◆嗅覺

與味覺密切相關的嗅覺也是非常重要的感官。尤其是進食，我們同時會接收到味覺和香氣。如果聞到令人不快的氣味，即使沒有眞的吃它，也會想像這種食物不好吃；相反的，聞到自己喜歡的氣味時，會在眞正放入口中之前，就產生「好像很美味」的感覺。

聞到什麼會讓身體進入綠色狀態？你是否會嗅聞鼻子想聞的味道？是否會讓**「友善鼻子」**的物品靠近鼻尖？

許多香水或芳香劑公司都會對氣味進行詳細的研究，包括柑橘類水果、皀香、花香、果香等，不一而足。另一方面，喜歡嬰兒氣味的人好像也不少，關於「動物／人類費洛蒙」的研究也很多，不過目前仍有許多未知之處，說不定還有會讓人進入不同顏色狀態的費洛蒙呢！現在頗受矚目的芳香療法就是一個和嗅覺密切相關的領域。

現在，你的鼻子想聞到什麼？爲了進入綠色狀態，你的鼻子會希望你聞到什麼？

◆觸覺

觸碰到什麼會讓身體進入綠色狀態？你是否會撫摸皮膚想接觸的東西？是否會碰觸**「友善皮膚」**的東西？

許多人表示，撫摸寵物會讓人放鬆；也有些人表示，在床上放置自己喜愛的抱枕或毛巾，會睡得更好；還有些人泡澡時會使用能產生碳酸的沐浴用品，那種氣泡帶來的微微刺激感簡直讓人無法抗拒。

能產生觸覺的形式有很多，不論是用手摸、用腳踩、用全身感受、用舌頭感覺，或用臉部感受迎面而來的風，我們透過各種方式，用皮膚感受這個世界。

現在，你的皮膚想摸到什麼？爲了進入綠色狀態，你的皮膚會希望你接觸到什麼？

＊＊＊＊＊

各位覺得如何？我非常建議大家在日常生活中進行這些能讓五感覺得愉悅的練習，也就是試著進行「友善感官」的活動。透過對眼前的物品「看、聽、嘗、嗅、觸」，我們得以專注在當下，也能使綠綠更容易產生反應。

花點心思，設計一些能同時讓五官感到愉悅的活動，應該也能爲自己帶來無上的幸福感喔。

4-4

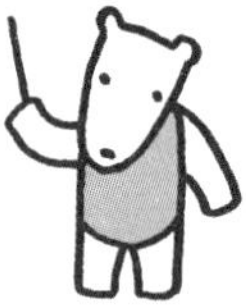

用正念活化綠綠

我認爲，**藉由將意識轉向當下，並與之建立連繫，就能活化綠綠**。舉例來說，各位可以練習這樣對自己提問：

「請舉出現在眼睛所看見的三樣物品。」
「請舉出現在耳朵所聽見的三種聲音。」
「請舉出現在產生的三種感官體驗。」

非常推薦各位**養成以這種方式使用感官的習慣**。有時候，我們也會用「正念」來說明與當下建立連繫這件事。在這一節裡，將簡單爲各位介紹有關正念的概要。

什麼是正念？

「mind」指的是心或意識，「ful」的意思則是充滿。因此，我們可以說「正念」（mindfulness）就是「讓心或意識變得充實」的意思，我自己則將正念定義為**「全心投入存在於當下的事物」**。

「正念」的概念源於東方思想，再經過西方專家的研究逐漸形成。因此，我們可以說，這是一種集東西智慧為一體的思維。

舉例來說，學習茶道、插花、書法或武術時，會有許多規定的動作。在修習這些技藝的過程中，我們不斷觀察、了解如何運用肢體、知道應該對什麼感受做出什麼反應，而這些訓練也都可以視為「全心投入存在於當下的事物」。

在思考「正念是什麼」時，了解「非正念狀態」也很重要。簡單來說，**非正念狀態指的就是「心不在焉」**。

非正念狀態的例子

- 把焦點放在過去或未來
- 把心思放在結果或效果上
- 專注於「思考」「雜念」「詮釋」

這些狀態有時也被稱爲**「失念」**（mindless state）。了解失念狀態，就能幫助我們更清楚地理解什麼是正念狀態（即全心投入存在於當下的事物）。

正念三角形

那麼，該如何練習正念呢？我們可以用**「正念三角形」**來說明這一點。

在「正念三角形」裡，「全心投入存在於當下的事物」是我們的核心目標。但身爲凡人，很容易被雜念干擾，進入「心不在焉」的狀態。我們需要意識到「我心不在此」，並再次「全心投入存在於當下的事物」是很重要的。這種

正念三角形

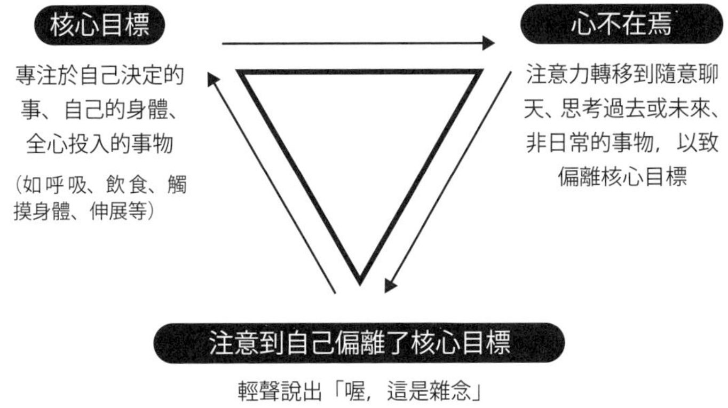
核心目標
專注於自己決定的事、自己的身體、全心投入的事物
(如呼吸、飲食、觸摸身體、伸展等)
心不在焉
注意力轉移到隨意聊天、思考過去或未來、非日常的事物，以致偏離核心目標
注意到自己偏離了核心目標
輕聲說出「喔，這是雜念」

「注意力一度偏移，再度回到當下」的行爲，就是我認爲的正念。

談到關於正念的話題時，有些人會說「我做不到，因爲我無法消除雜念」。但事實上，**正念並不是「以消除雜念爲目的」。雜念的存在本身不但是可以接受的，有時甚至是有益**的，重點在於**「注意到雜念並回到核心目標」**。

爲什麼雜念的存在是有益的呢？**因爲有了雜念，我們才能注意到它，並一再體驗「回到核心目標」的過程**。

至於這裡的「核心目標」，指的是「全心投入的事物」。只要是「當下存在的事物」，都可以做為核心目標。

4-5 不同類型的正念與核心目標

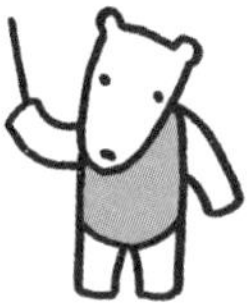

接下來，將爲各位解釋進行正念練習時可做爲核心目標的身體部位。

正念呼吸

首先，我們來談談「**正念呼吸**」。正念呼吸關注的是當下的呼吸（空氣的流動），例如口鼻的感受、隨著呼吸而起伏的肺部或腹部等。各位可以選擇一個自己部位進行練習。如果選擇的是與腹部相關的呼吸，可按以下步驟進行：

正念呼吸的練習

- 將意識集中在隨著呼吸而起伏的腹部，持續關注這個部位
- 發現雜念浮現時，意識將被帶向雜念
- 注意到自己的注意力偏移後，請以自己的節奏，再次將意識慢慢帶回到自己的呼吸和腹部

接著，重複這個過程。爲了更有意識地運用五感，可以試著觸摸腹部，這樣可以讓我們更專注於呼吸（更具正念）。以上步驟可依自己的需要進行調整，剛開始練習時，可以先試著進行兩到三分鐘，重點在於盡量降低門檻，一步一步慢慢前進。

呼吸由「吸氣」和「吐氣」組成，**吸氣時，阿紅**（加速反應）**更容易被啓動；吐氣時，綠綠和小藍**（減速反應）**則會更加活躍**。因此，若想活化阿紅，可著重於「吸氣」；若想活化綠綠或小藍，則應以「吐氣」爲主。

呼吸可分爲鼻呼吸和口呼吸兩種，但從活化綠綠的角度來看，建議大家使用鼻呼吸，讓嘴巴專心吃東西和說話，呼吸則盡量由鼻子負責。原因在於，當阿紅反應強烈時，身體對氧氣的需求會更大，所以很容易轉爲口呼吸。反過來說，習慣用口呼吸的人，阿紅往往會處在較活躍的狀態。

爲了讓鼻呼吸更順暢，請各位務必留意鼻子的清潔，建議大家進行**「鼻腔沖洗」**。這跟刷牙一樣重要，都是爲了防止異物進入體內。關於這部分的內容，後面的章節會再進一步說明。

此外，在多重語的概念裡，「正念呼吸」也可說成**「綠色呼吸」**。另一方面，如果帶著「必須正確呼吸」或「必須更精確控制呼吸」的意念，則可稱爲「紅色呼吸」。

所謂的綠色呼吸，是不帶期待地觀察當前的呼吸，單純去感知「鼻子、肺部和腹部是怎樣擴張和收縮的」。只要是以這種狀態呼吸，就可以稱爲「正念呼吸」或「進入綠色呼吸的狀態」。

對「紅色呼吸」（非正念呼吸）的了解，也能幫助我們對「綠色呼吸」有更深刻的認識。如果各位能親身感受到綠色呼吸與紅色呼吸的差別，那就太好了。

「先做做看再說」是很重要的。現在，不妨花兩分鐘時間，將注意力集中於「此刻吸進肺部的空氣」，體驗「綠色呼吸」吧！。

正念進食

接下來介紹「正念進食」。其核心目標是品嘗眼前的食物或飲料。

正念進食的練習

- 將注意力集中在嘴裡的食物或飲料的味道上，並聚焦於此
- 發現雜念浮現時，意識將被帶向雜念
- 注意到自己的注意力偏移後，請以自己的節奏，再次將意識慢慢帶回口中的食物

請重複這個過程。爲了更深入運用五感，可以在品嘗的同時嗅聞食物的香氣或觸摸它們，這樣就能讓我們更專注在食物上。

在進食過程中，「咀嚼」的動作對活化綠綠來說非常重要。**綠綠與下顎和喉嚨的神經有關，當綠綠被活化時，唾液也會跟著分泌**，其中含有能讓食物更美味的成分。

雖然阿紅或小藍在運作時，多少也會導致唾液分泌，但綠綠運作時所分泌的唾液成分似乎不太一樣。在安全的環境裡，與讓自己感到安心的人一起用餐，往往會令人覺得食物變得更加美味，這是因爲身體和神經彼此相連，才讓我們有這樣的感受。

增加咀嚼的次數，能促進唾液和胃酸的分泌；唾液和胃酸能順暢地在體內運作，等到食物來到小腸後，就更容易被消化和吸收。因此，好好咀嚼食物對小腸來說，可是非常有幫助的。

尤其在**阿紅反應強烈的時候，往往很難做到細嚼慢嚥，連進食也變得匆匆忙忙的**，不但不利於胃腸的正常運作，甚至會增加消化不良的風險。另一方面，綠綠或小藍能讓胃腸運作更順暢，提升消化和吸收的效果，使得身體更容易補充能量。

因此，「正念進食」不僅有益於內心，也是珍視身體的行爲。享用食物時，保持這樣的意識是非常重要的。

此外，**「咀嚼」是帶有節奏感的動作**，而這種節奏則與綠綠息息相關。換句話說，當我們在咀嚼的過程中專注於節奏，或全然放鬆、融入於節奏時，綠綠也會跟著產生反應。即使只是嚼口香糖也好，當我們將「咀嚼」做爲核心目標，專注於「存在於當下的節奏」時，就是處於正念狀態。

除了用心品嘗，若能用心於咀嚼的節奏，也能讓我們更具正念。

正念行走

接下來要介紹的是**「正念行走」**，也就是把注意力集中在踩踏於地面的「腳的感覺」。

正念行走的練習

- **行走時，感覺當前地面的觸感**
- **發現雜念浮現時，意識將被帶向雜念**
- **注意到自己的注意力偏移後，請以自己的節奏，再次將意識慢慢帶回現在正踏著的地面**

請重複這個過程。爲了更深入運用五感，我們可以在走路的同時觀察**「眼前的風景」**、**聆聽「掠過耳邊的聲音」**、**嗅聞「鼻尖空氣的味道」**，**這些認眞感受「此時此刻」的行動，不但更能讓我們專注在步行上**，說不定還能發現「走起來很舒服」的地方。

反過來說，一邊走路，一邊低頭思考或滑手機，不能說是正念散步。

如前面所說的，「咀嚼」帶有節奏，「行走」也是。將這種節奏做爲核心目標也不錯。

可以一邊走路，一邊數著「一、二、三、四」的節拍，更能幫助自己專注；也可以隨著自己喜歡的音樂節奏行走，或是隨著當下的步伐哼唱相應的旋律。

無論如何，**關鍵在於提醒自己將注意力放在「現在所邁出的每一步」，即使意識偏移了，也要不斷回到核心目標，重新回到步行上。**

正念伸展

接下來要介紹的是「**正念伸展**」，也就是將注意力集中在正在運動的「肌肉感覺」上。

正念伸展的練習

- 伸展肢體時，將意識集中在當前肌肉的感覺上
- 發現雜念浮現時，意識將被帶向雜念
- 注意到自己的注意力偏移後，請以自己的節奏，再次將意識慢慢帶回正在伸展的肌肉

請重複這個過程。如果閉上眼睛更能感受到「肌肉的拉伸」，也可以這麼做。請持續感受肌肉伸展帶來的舒暢感。人體全身上下遍布著外觀和功能都各不相同的肌肉，大家可以分別試著伸展**頸部、肩部、手臂、背部、臀部、大腿、小腿等不同部位，並將拉伸時的感覺做爲核心目標**，持續練習。

在日常生活中融入正念

目前爲止，我們介紹了呼吸、進食、行走和伸展四種正念實踐。這些都是頻繁出現在日常生活中的行爲，因此很容易實踐。

在呼吸、飲食等日常事項中，就算只有一下下也好，我們可以試著將心（意識）集中在「當下的呼吸」或「食物」。只要不斷練習，就能讓綠綠更容易被活化。比方說，在阿紅反應強烈時，進行正念呼吸或行走，能有效提升綠綠的反應程度。

換句話說，感到緊張或煩躁時，若能專注於當下的呼吸或飲食，「平穩的煞車」（綠綠）做出反應的可能性就會慢慢提高。

4-6

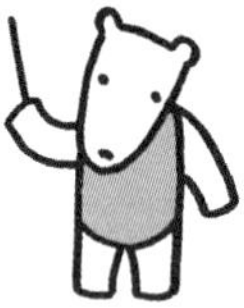

針對頭頸部的練習

綠綠的正式名稱是「腹側迷走神經複合體」。雖然這個名字很長，但我們可以把它拆成「腹部迷走神經」和「複合體」兩部分來看；其中，「複合體」的意思是與其他神經「連動」。這裡先爲大家詳細解釋一下。

綠綠（腹側迷走神經複合體）包括腹側迷走神經與顏面神經、舌咽神經、副神經和三叉神經等。腹側迷走神經被視爲能讓心跳和呼吸頻率變得平穩的神經，其他神經則與頭頸部及咽喉的運動有關。

換言之，我們的**顏面**、**脖子**、**舌頭及喉嚨**與「**平穩的心跳**」之間有所關連。因此，放鬆這些部位，或許就能有效地刺激綠綠，也就是能讓心跳變得平穩。

基於這些和綠綠有關的特性，接下來想爲各位介紹一些「**能讓綠綠產生反應的技巧**」。

嘴型體操

這套體操是由福岡未來診所所長今井和明博士所設計，最初是爲了幫助患者從口呼吸改爲鼻呼吸，不但很值得推薦，也是很簡單易學的臉部運動。這套體操由四個步驟組成，練習時，不論是否發出聲音都可以。

嘴型體操的四個步驟

① 大大張開口，像是在說「啊」字
② 嘴巴呈「一」字形，盡可能向兩旁伸展
③ 用力噘起嘴唇，像是在說「嗚」字
④ 伸出舌頭，盡量往下拉長，也可發出「咧」的聲音

四個步驟爲一組，建議每天做三十組。

嘴型體操

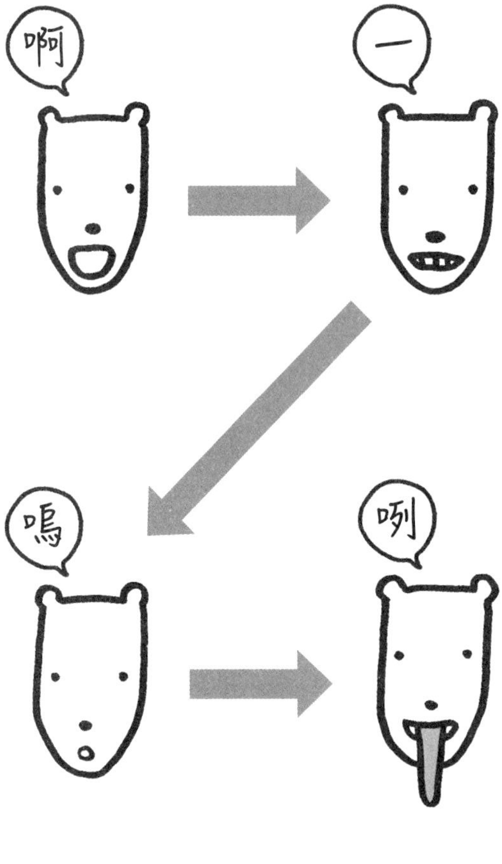

實際練習後，各位也許會發現，它對刺激臉部和舌頭特別有效。

除了上面提到的這套嘴型體操外，也可以嘗試做出「吃到檸檬的樣子」「瞪大雙眼」「鬼臉」等不同的表情。

由於綠綠代表的是「安全和連結」，因此如果能和父母、子女、好友等自己信任、覺得安全的人一起做這項練習，能讓綠綠運作得更順暢。看到做出這些表情的人（例如從照片或影片裡），也有可能產生正面的影響。

沖洗鼻腔、漱口與刷牙

前面提過，這套嘴型體操最初是爲了讓病患改用鼻呼吸而設計的，而在鼻部保健的方法裡，**沖洗鼻腔**也是很推薦的一種方法。嚴格來說，鼻腔沖洗最主要針對的是鼻咽部（位於鼻子和喉嚨之間）的清潔，這裡是對綠綠來說很重要的區域所在。此外，根據堀田修醫師的著作《上咽喉發炎》，鼻咽部發炎也會增加罹患各種疾病的風險。

反過來說，我認爲如果能**好好照顧鼻咽部，將更有助於改善各種症狀，進而**

使身體更容易進入綠色狀態。

除了沖洗鼻腔，**抬頭漱口**，**清潔喉頭**，也能刺激綠綠。至於**刷牙**，也是保護牙齒與副交感神經的重要方式，能讓綠綠更容易產生反應。

只要每天都能仔細做好「沖洗鼻腔」「漱口」和「刷牙」，就能為活化綠綠打好基礎。

臉部刺激

綠綠分布於上半身，尤其是臉部。**若想讓綠綠產生反應，給予臉部適當的刺激是個有效的方法。**

說是「臉部」，但其實我們的臉是由多個部分組成，包括眼睛、耳朵、臉頰、嘴巴，甚至是頸部和鎖骨區域；而所謂的「給予刺激」，可以是輕觸、輕壓、撫摸、揉搓、抓捏或拍打等動作。另外，也可以給予不同溫度的刺激，例如用浸濕的手帕擦拭臉部。大家可以自由組合不同的區域與刺激，進行嘗試。

臉部的神經分布非常密集，因此有許多部位都很適合給予刺激，例如眉骨、眉間、眼角、顴骨、人中、鬢角、嘴唇下方、下巴……可以用手指輕輕敲打或撫摸。建議大家可以找出自己覺得舒服的位置和刺激方式，甚至組合出專屬於自己的一套臉部刺激體操，**一邊想像綠綠就在臉皮底下辛勤地工作著，一邊像是對它們說話似的，以自己喜歡的方式「鼓勵」它們**。當你感受到「愉悅」「舒適」或「平靜」，就表示綠綠開始有反應。

順道一提，各位是否發現：書中所告訴大家的，並不是「啓動綠綠的正確方式」，而是「盡可能嘗試，找出自己喜歡的方式」？不知道我爲什麼要這麼說的讀者，建議回頭再讀一遍〈序章〉，想必就能了解之所以這麼做的原因。

4-7

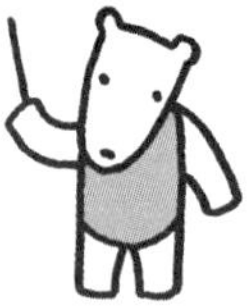

綠綠是「動態平衡」

根據提出多重迷走神經理論的波吉斯博士所說，**當腹側迷走神經運作時，心臟的運動並不是完全規律的，而是帶著輕微的「變動起伏」**，是一種「**良性的心律不整**」。據說，比起完全規律的狀態，心跳適度地略快或略慢反而更健康。

用多重語來描述的話，就是「**適度變紅或變藍才是健康的**」。此外，我們還可以延伸出這樣的觀點：「**同時重視阿紅和小藍的生活方式，最後會讓人自然而然進入綠色狀態**」。進一步發展出來的概念還包括「**同時重視A和B，會進入綠色狀態**」「**進入綠色狀態後，便能同時重視表面上看似相反的A和B**」等說法。

如果綠綠參與的程度較少，只有阿紅和小藍在運作的話，我們就會進入二選一的「要行動，還是要停止？」的紅藍混合狀態，使思考陷入「要做，還是不做？」「要去，還是不去？」「要活著，還是死去？」等二元對立模式。如果你覺得自己的思考老是這樣非黑即白，並爲此苦惱的話，希望你不要歸因於性格，而是視爲只有阿紅和小藍在運作所導致的。

大家可以把綠綠想像成「以更寬廣的視角來觀察阿紅與小藍的運作」。正如在「混合」的概念中所解釋的，**綠綠其實會在「紅綠混合」與「藍綠混合」之間起伏變動**。關於這一點，也可用前面提到的「正念三角形」來解釋。

- 將意識集中在核心目標，持續關注它。
- 發現雜念浮現時，意識將被帶向雜念。
- 注意到自己的注意力偏移後，請再次將意識慢慢帶回核心目標上。

持續進行這三個步驟的過程就是正念，而**「設定核心、偏離、返回」的「動態」，也正是綠綠運作時的狀態**。

各位或許曾聽過**「動態平衡」**這個詞。我認爲，比起靜止不動、單純的「開/關」，綠綠的反應更偏向於時刻不斷微調的「動態」。因此，當綠綠運作時，就不會有「要行動，還是停止？」這種二元對立的感覺，而是更容易出現「快一點也可以，慢一點也無妨」的感覺。

說得更仔細一點，就是「稍微動一下，再稍微停一下，像這樣交替進行可能更好一點」「在這種情況下可以行動，但如果是那種情況，先緩緩也不錯」等思考。能同時接納阿紅（油門）和小藍（煞車）的，就是綠綠。當綠綠和阿紅一起合作時，就是「紅綠混合」；當綠綠和小藍一起合作時，就是「藍綠混合」。

不知道各位是否能理解這種來回微調的形象？接下來，將為各位介紹以「變動」為靈感、能讓綠綠更容易反應的運動。

甩手操

甩手是中國的一種健康操，手臂的擺動方式就像把東西丟出去似的。這裡為各位介紹三種甩手運動。

東方醫學有個概念，叫做**「上虛下實」**。意思是放掉上半身多餘的力量，下半身則扎實有力地踏在地面上，並認為這種狀態能發揮人類原有的力量。甩手操就是一種能讓身體逐漸接近這種狀態的運動。

尤其甩手操就是以「上虛下實」的狀態，從「左右、上下、前後」等不同方向擺動。我認爲，在不斷擺動（變動）的過程中，最後能讓綠綠在不知不覺中做出反應。

◆左右甩手

● 站立時，雙腳略寬於肩，放鬆膝蓋並微微彎曲。上半身放鬆，面向前方，骨盆往左右旋轉。
● 上半身和雙臂都放鬆，感覺身體就像是以脊椎爲軸心的波浪鼓，手臂則隨著脊椎的旋轉而甩動。
● 隨著骨盆的旋轉，雙臂會產生一種好像環繞在軀幹上的感覺。
● 如果覺得頭暈或有任何不適，請不要勉強自己，立刻停止；如果感覺還不錯，可以再多練習幾分鐘。
● 不用刻意讓臉和雙臂隨著骨盆一起轉動，只要上半身保持放鬆，臉和雙臂自然會隨著離心力和重力動起來。
● 習慣後，可以進一步感覺腳底與地面的觸感，或是試著調整膝蓋的放鬆程度，看看舒適感和動作流暢度有沒有什麼變化。

◆上下甩手

●雙腳張開，與肩同寬，放鬆膝蓋並微微彎曲。上半身放鬆，面向前方，雙臂抬至肩膀高度，然後把力量放掉，讓雙臂隨重力往下。因爲動能與位能轉換的緣故，雙臂會自然甩向身體後方。

●利用手臂甩向後方的力量，再次抬至肩膀高度，然後隨重力往下。如此反覆進行。

●如果不覺得勉強，身體也覺得舒服，可以再多做幾分鐘，享受手臂下落時的放鬆感。和左右甩手一樣，也可進一步感覺腳底與地面的觸感，或是膝蓋的柔軟度，同樣能從中獲得樂趣。

◆前後甩手

●雙腳略略張開，放鬆膝蓋並微微彎曲。上半身放鬆，面向前方，兩隻手輪流往前甩出去。

三種不同方向的甩手操

左右

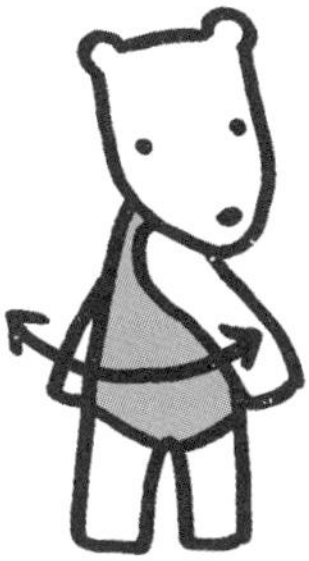

上下

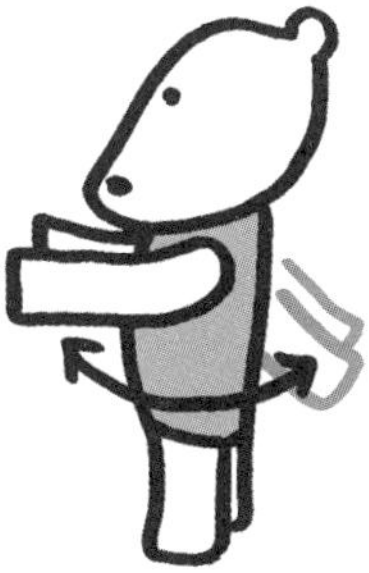

前後

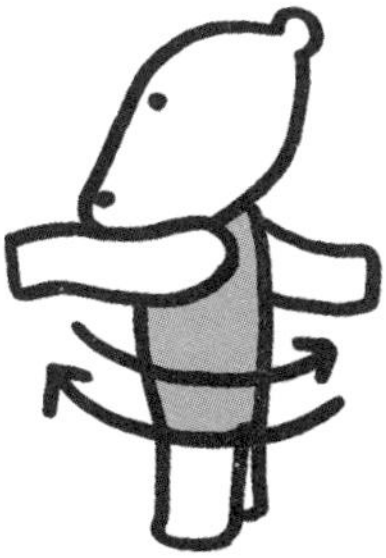

● 往前甩時，讓手抬至胸部高度，感受肢體伸展的感覺；尤其是當胸肋周圍的緊繃感獲得釋放時，會讓人覺得非常舒暢。

● 手臂往前甩時，骨盆保持不動，並想像自己的肋骨左右擺動，保持面向前方。

● 如果不覺得勉強，身體也覺得舒服，可以再多做幾分鐘，享受手臂下落時的放鬆感，並感受下半身與地面的連結。

從左右、上下、前後進行聯想

除了甩手操，各位也可以用「左右、上下、前後」爲關鍵詞，尋找能促進綠反應的動作。例如瑜伽和許多體操、健身操都有包含這些概念的動作，也可以自己研究做起來舒服的動作。

但同樣的，不論選擇哪種運動，都要注意**「不執著於把動作做到完全符合標準」**。如果爲了做到完美，而在緊張的紅色狀態下拚命做甩手操，永遠也無法讓身體進入綠色狀態。感覺很好、很舒服，那就繼續做；如果感覺不舒服，就不要勉強自己。

我希望各位能享受在紅綠混合狀態中運動的樂趣，不拘泥於「正確的做法」，同時對當下的自己保持觀察和思考：「現在的身體是否處於舒適狀態？」「如果想讓自己感覺更舒服，該怎麼調整？」

來回於緊繃與鬆弛之間

不只是左右、上下、前後，來回於張弛之間，也是促進綠綠反應的重要關鍵。這裡要爲大家介紹的是**「肌肉鬆弛法」**。很多時候，即使自己再怎麼努力想放掉多餘的力量，肌肉也無法輕易就放鬆。不過**肌肉有一項特性，就是當我們刻意繃緊，再一下子把力量全部放掉時，它們就會跟著放鬆下來**。「肌肉鬆弛法」所運用的就是這個原理。

我在臨床上經常使用的肌肉鬆弛法，是一種同時放鬆上半身各種肌肉的方法，先以適度的力道同時對肌肉施力，再同時卸除力量。這個方法是由前西日本心理衛生中心的松原秀樹醫師所開發出來的。

● 雙臂緊緊握拳，向前伸，感受前臂肌肉的緊繃。

● 手肘彎曲，讓拳頭靠近肩膀，感受上臂的緊繃。

● 肩膀抬高，感受肩膀肌肉的緊繃。

● 維持聳肩和握拳的姿勢，將雙臂往兩側張開以擴張胸部，並將頭抬高、向後看，感覺後頸肌肉的緊繃。

● 這個動作會讓上半身大部分的肌肉處於緊張狀態，包括手臂、肩膀、頸部和背部。

● 繃緊三到五秒鐘後，一口氣把所有力氣放掉。請觀察先前緊繃的每塊肌肉是否都放鬆了。這時有可能會覺得溫暖，也可能會覺得刺痛，甚至是顫抖。

繼續感受肌肉的放鬆感五至十秒鐘。

透過一次次「緊繃→瞬間放鬆」的過程，我們得以體驗到什麼是「適度緊繃」或「適度放鬆」。可以確定的是，綠綠會在這種「來回交替」的過程中獲得活化。

除了這裡介紹的肌肉鬆弛法，許多運動（如瑜伽）也都會涉及「緊繃與放鬆」

肌肉放鬆法

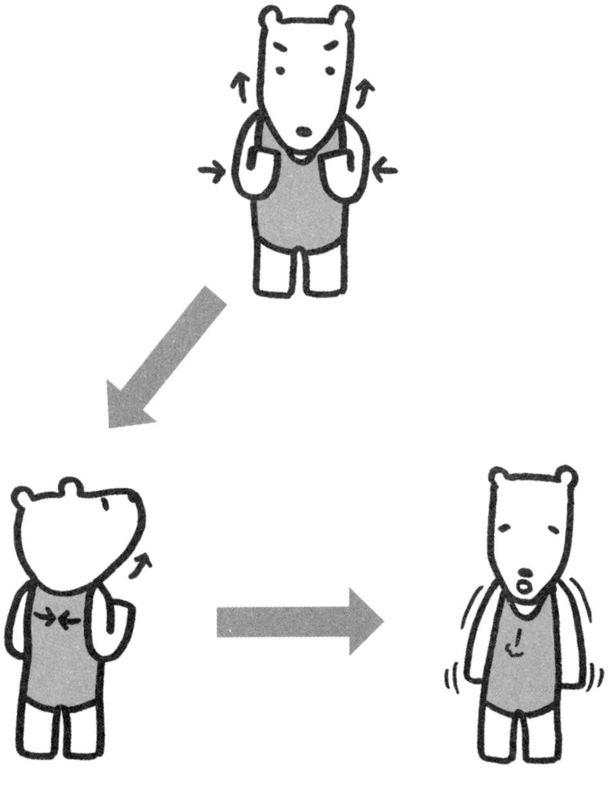

的反覆練習。**大家可以試著把「緊繃」想像成阿紅，把「放鬆」想像成小藍，反覆進行一段時間後，綠綠就會對重複的動作做出反應。**爲了讓體內的綠綠運作得更順暢，也可以發揮創意，設計一套原創的「肌肉鬆弛法」。

看到、聽到並體驗「波動」

除了以上所說的這些，**從視覺、聽覺和體感上經驗「波動」，也被認爲能有效地讓綠綠產生反應。**至於所謂的「波動」，指的是「自然現象中的律動」。浪花拍打沙灘、樹葉迎風搖擺、太陽（或月亮）的投影在水面上搖曳、蠟燭火焰的晃動……都是自然界中的波動。

只是，如果波動過度劇烈（請想像一下地震），身體就會進入紅色狀態；但如果能持續觀察如樹葉隨風輕搖的平穩波動，身體就更有可能進入綠色狀態。

聆聽波動的聲音也能成爲讓身體「變綠」的契機，例如流水、瀑布、篝火燃燒、下雨……這些大自然所產生的「波動」音響，都能綠綠變得活躍。

綠綠也可能對樂器的聲音產生反應。像是許多人在聆聽優秀音樂家的演奏時，會覺得自己被美妙的音色所「療癒」。另外，有些樂器的聲音會產生獨特的共振，例如手碟（handpan，或稱空靈鼓）或拇指琴（kalimba，卡林巴琴）等樂器，它們獨特的音色都能讓身體進入綠色狀態。

還有一些樂器，不僅能帶來療癒感，甚至能讓人進入出神的境界。世界上的樂器多到不可勝數，或許我們也能研究一下不同樂器的音色，找出能讓自己最有感的聲音。

除了視覺和聽覺，我們也可以透過身體實際體驗波動，帶領自己進入綠色狀態。比方說，套著泳圈在海面上漂浮，感受海浪一波波湧來、拍打在身上的感覺。或是當我們輕鬆地讓自己隨著自然的韻律搖擺時，綠綠也會對適度的波動做出反應。此外，像是處於穩定狀態的成人將嬰孩抱在懷裡輕搖，若抱著他的人正處於綠色狀態，孩子也會受到影響，進入綠色狀態。

透過觀看、聆聽並體驗存在於大自然中的波動，能讓我們的身體進入綠色狀態。有時這些波動甚至會被形容為**「百看不厭」**或**「百聽不厭」**（聽說北歐國家會在冬天製作長達八小時、甚至十二小時的電視節目，節目內容則是焚燒柴火，據說非常令人感到療癒）。

希望各位能找到並體驗這些令人心喜的波動時刻。一旦覺得滿足或厭倦時，就移向下一個目標。

4-8 觸摸的效用

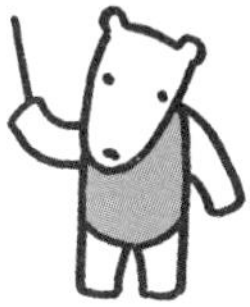

關於如何靠自己活化綠綠的方法，最後要介紹的是觸摸。綠綠會在感受到安全和安心時產生反應，這或許源於當嬰兒被照顧者抱在懷裡時，那種受到保護的感覺吧。擁抱，也就是肌膚之間的溫柔觸感，讓人覺得安全。

在多重語中，稱能讓對方進入綠色狀態的觸摸爲**「綠之手」**，讓對方變成紅色或藍色狀態的觸摸則稱爲**「紅之手」**。觸摸時，可以很清楚感受到對方神經的狀態。各位不妨研究一下，看看哪種觸摸方式能讓對方進入綠色狀態。

比方說，有一種名爲「神經整體」的特殊療法，就是透過對身體施加輕微的刺激（幾乎是撫摸的程度）來調整神經和肌肉的狀態（參見第6章）。

在醫院，有時我會請患者在我問診的同時進行**「自我觸摸」**。論及與阿紅有關的話題時，撫摸的速度會變快；談到與小藍有關的話題時，動作則會停止，手甚至會離開身體。當他們發現自己停止動作，並再次開始觸摸身體時，綠綠也會隨之產生反應。

因此，在身心科的診療上，自我觸摸可說是非常重要的。

觸摸的方式有很多。也許只是輕輕把手放上去，也可能是像撫摸般反覆進行，或是如同想溫暖別人時那樣用手捂著；另外像是包覆、緊握、揉捏、輕晃……都是。除此之外，也可以**「輕拍」**，也就是輕輕地拍打。

請各位盡量嘗試不同的觸摸方式，如果能讓自己覺得「舒服」或「愉悅」，那就是最適合自己當下身體狀態的的觸摸。

以下爲各位介紹三種自我觸摸的方式。

合掌

「合掌」應該是每個人都做過的動作吧，不論是祈禱或參拜時，都很常用到這個手勢，但在這裡，我希望各位能**專注於雙手相觸的感覺**。

自己的右手能否感知左手的溫度？反過來呢？左手能感知右手的溫度嗎？自己是否喜歡這樣的觸感？如果把手放在胸前，會覺得舒適嗎？如果位置稍微降低或抬高一點又會如何？雙手離身體多近或多遠比較好？像這樣，探索「雙手覺得舒適的位置」也不錯。找到舒服的位置後，合掌並體驗肌膚相接的感覺。如果能在此時感受到身體變得平穩，就可以認爲是「綠綠正在反應」。

找出適合的合掌方式後，可以在進餐前後、就寢前、工作開始前後等不同場合中進行。只要能讓自己覺得舒服，不妨當成日常習慣，融入生活中。

自我擁抱

自我擁抱也是很推薦的方式。方法很簡單，將右手放在左肩上，再將左手放在右肩上（不必在意順序）。試著調整雙手的位置，找到讓自己感覺舒適的地方。可以放在肩上、肩峰（肩膀與手臂相連處）、上臂、肘部、鎖骨附近等，試著找出哪個地方最舒服。或者，也可以試著把手夾在腋窩下，透過調整夾緊的力度，找出最舒適或愉悅的力道。

自我擁抱

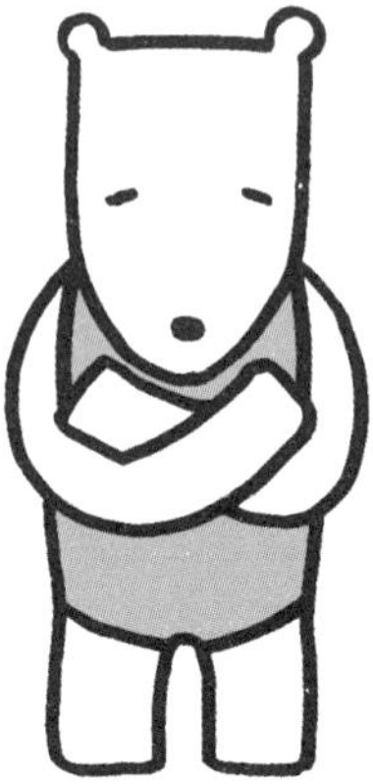

一般來說，阿紅運作時，較用力的擁抱或觸摸會讓人覺得舒適；小藍運作時，輕微的觸碰則會讓人感覺更好。

如果閉上眼睛能讓你更容易專注於觸覺，那麼閉上眼睛也可以。就像前面提過的正念三角形，可以把「觸感」當做核心目標，即使一時分心也沒關係，只要不斷把注意力帶回來，細細觀察就可以了。

還有一種稱爲**「蝴蝶擁抱」**的方法。自我擁抱的重點在於觸摸，**蝴蝶擁抱則是如振翅般輕輕拍打肩膀**（或手臂）。拍打時，可以用指尖，也可以用手掌；可以在同一個位置輕拍，也可以微微改變拍打的部位。

至於拍打的速度、力度、節奏，可以隨自己喜歡，嘗試各種不同的變化，找出讓自己感覺舒服的蝴蝶擁抱。

嘗試幾次或幾分鐘後，若身體能感覺到平靜放鬆、變得冷靜，就表示綠綠已經產生反應。

觸摸頭部

自律神經是連結大腦和各內臟器官的神經，雖然無法直接用手摸到，但我們還是能盡量靠近它。各位可以多試著撫摸自己的頭部周圍，因爲這裡是許多自律神經聚集的地方。

不論觸摸哪個部位，都希望各位能體驗一下手掌的溫度和肌膚的觸感；或是也可以想像手中正散發出溫暖的能量。

要不要試著**觸摸額頭**呢？不論雙手或單手都可以。使用單手時，可以把整個手掌貼上去，就像確認是否發燒時會做的動作。花幾分鐘時間，體驗這種大面積接觸的感覺，也不失爲一個好方法。

也可以試試看**觸摸頭頂**。若以雙手進行，可以將一隻手放在頭頂，另一隻手則疊在上面（不論哪一隻手在上或在下都可以），並觀察浮現出來的感受。也可以交換雙手的位置，看看怎樣會更舒服。

試著**觸摸後腦**吧。這裡也一樣，不論用雙手或單手都可以。若用雙手，可以像觸摸頭頂般交疊雙手。還有人喜歡一邊用手輕輕在後腦畫出無限大的符號（∞），一邊想像累積在大腦的疲憊感逐漸釋放，這也能讓人覺得很舒服。

最後，再試試看**觸摸頭頸交界處**吧，這裡也有許多神經通過。觸摸自己的身體時，若能帶著對神經的關心和感激，或許也能促進綠綠的反應喔。

4-9 與他人一起活化綠綠

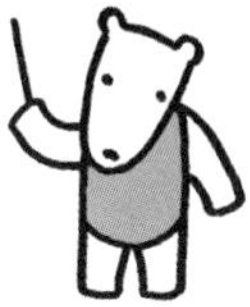

目前爲止，已經爲各位講述許多可自行促進綠綠活化的方法。接下來，我想談談另一個主題，那就是「**與他人一起活化綠綠**」。

爲了說明這一點，首先要看看人類嬰兒如何發展出這三種神經系統。

自律神經的發展順序

根據多重迷走神經理論的論點，小藍是最早開始發育的神經，接著是阿紅，綠綠則要等到出生前才會開始發育。有趣的是，直到嬰兒出生那一刻，綠綠都處在尚未發育完成的階段。

人類出生後，**透過與父母或照顧者的互動來體驗安全感，進而促進綠綠的發**

育。而且據說即使在成人後，這三種顏色的神經系統仍會持續發展。孩子在適應社會的過程中，不但心智有所成長，身體（也就是神經系統）也會跟著成熟。而在個階段，綠綠的發展是更值得我們重視的。

在多重迷走神經理論提出前，自律神經的討論主要集中在交感神經（戰或逃反應）與副交感神經（放鬆與休息）之間的平衡。這種觀點是基於個體內部神經的平衡，也就是以個人層面的討論爲主。

然而，隨著多重迷走神經理論開始強調腹側迷走神經複合體（綠綠），不同個體（個人）之間的神經平衡——意即人際關係與自律神經系統的關連，也成爲人們關注的焦點。這是因爲多重迷走神經理論認爲，**綠綠是「具備社交性的神經」**，而這一點也是該理論的特色之一。

前面提過，綠綠的發展是透過與照顧者（例如母親）接觸而來。

舉例來說，突然聽到很大的聲響時，嬰兒往往會受驚啼哭。這時孩子會進入紅色狀態或紅藍混合狀態，心跳不但會變快，呼吸也會變急促。

此時，注意到這一點的照顧者多半會將嬰兒抱在懷中，忙不迭地安撫：「唉唷，嚇到了對吧？沒事沒事。」緊抱著寶寶並輕輕搖晃的同時，照顧者的語調和動作也會逐漸平緩下來，如同放開油門，製造出一個讓車子自然減速的環境。

照顧者的行爲可能是有意爲之，也可能是「自然而然」的；就像是本能反應，知道這麼做能讓孩子感覺安全。

照顧者的綠綠越活躍，寶寶的綠綠也會越活躍。既像是寶寶的綠綠會受到照顧者的影響，使得彼此的「波長」同步，也像是照顧者把自己體內綠綠的能量送給寶寶。

在身心醫學領域中，這種現象稱爲**「共同調節」**（co-regulation）。之所以這樣稱呼，因爲這是神經之間共同進行調節的互動過程。這種影響並非只是單向的。在照顧者的綠綠幫助下，寶寶體內的綠綠得以發展，而照顧者的綠綠也能因此變得更活躍，運作得更順暢。

來回於主客場之間

請大家看一下第二〇三頁的圖。最左邊是「安全基地」，也就是一個能讓自己感覺安全、受保護的空間，一個能讓自己維持在綠色狀態，不必戰或逃的地方。

一般來說，**靠近安全基地的活動會被認爲是綠綠占比較高的「紅綠混合」反應**。由於覺得自己可以「馬上返回安全基地」，因此是一種主動性較強，且覺得放心的狀態。換句話說，「紅綠混合」代表的是充滿玩心、自由自在且保有自主性的狀態。

然而，一旦逐漸遠離安全基地，活動時的安全感就會降低，而且很可能會發生意料之外的事情。這時，身體的狀態會逐漸移向綠綠占比較低的紅色狀態——用球賽來比喻的話，可以形容爲從主場移動到客場的感覺。

在自己不熟悉的環境（客場）遭遇危險時，阿紅的反應會變得激烈，身體也會產生生理反應，以決定要與之對抗或趕快逃離，並試圖主動回到安全的地方，或

在安全基地共同調節，往來於主客場之間

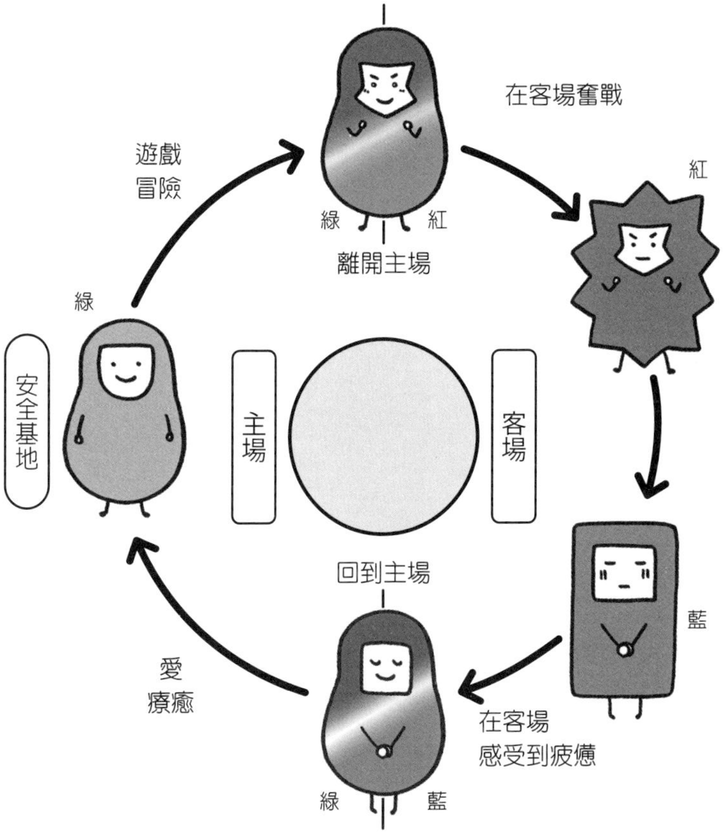

是營造能讓自己安心的情境。

而如果身體（神經）判斷阿紅的反應無法奏效，就有可能會進入小藍所代表的被動狀態，直到環境變得安全或某人前來保護自己爲止，也可能會進入「待機模式」，試著儲備能量。

當我們從充滿挑戰的客場回到安全基地（例如家人身邊或家中）後，除了會變得更平靜，藍綠混合的作用也會更強，更能感覺自己的意識得以專注於當下。

在安全基地裡，如果我們能獲得他人（如家人）的保護，即使處在藍色狀態、覺得沮喪，也不會因此被否定；同樣的，即使處在興奮的紅色狀態，也不會遭到排斥——換言之，就是在一個會對自己說「你已經全力以赴了」「我們先這樣做吧」「先讓你一個人放鬆一下」、有綠綠參與其中的空間。這樣一來，就能感覺到體內綠綠的反應逐漸增加。

安全基地的這個空間和波長，將以「共同調節」的方式調整我們的神經；而原本以阿紅或小藍做出反應的我們，只要待在安全基地裡，狀態就會逐漸變成藍綠混合或紅綠混合，且綠綠所占的比例也會增加。這樣，各位是不是更能理解第二〇三頁的圖呢？

「在一起」的調節力

前面提到了照顧者和嬰兒之間的共同調節（參見第二〇〇頁），事實上，這個現象即便到了孩子會走會跑、能獨自出外遊玩後，還是一樣會發生。

舉個例子，孩子在外面玩耍時，可能會遇到一些意外，例如跌倒受傷、因爲太頑皮而被鄰居責罵，或是與朋友發生衝突等。

在這些情況下，孩子的身體會進入紅色或藍色狀態：可能因爲身上帶著傷而覺得疼痛，可能因爲被責罵而垂頭喪氣，可能因爲發生爭執而心煩意亂，並爲了尋求安全感而趕緊回到「家」這個安全基地。

這時，父母和家人若能以穩定的綠色狀態面對孩子——或是幫忙處理傷口，或是安慰他們，說出「餓了吧？先來吃飯吧」之類的話，孩子的狀態就會由原本的紅色或藍色逐漸轉爲綠色。

在孩子的成長過程中，若能一次次藉由家人的力量反覆經歷這種共同調節的過程，最終就能培養出孩子自身的調節能力。

進入青春期和成年後也是如此。童年時期主要是透過家人進行共同調節，漸漸的，隨著年齡增長，在有著老師、同學、好友、教練等人的安全空間裡，我們體內的綠綠也會隨之成長。

前面提過，神經的狀態是會「傳染」的。透過和處於綠色狀態的人「在一起」，彼此的綠綠不但能進行共同調節，其反應也會互相傳遞，因而產生一種「他們彷彿始終在我身邊」「一直默默守護我」「只要有事，都可以找他們商量並獲得鼓勵」的感覺。

神經的自我調節

青春期和成年期的重要課題之一，是面對脫離父母獨立的「自立」心理。當然，心理上的自立在這個階段確實很重要，但從神經系統的角度來看，我希望讀者理解的是**「神經調節的自立」**，這是一種更偏向生理性的獨立，稱之為**「自我調節」**。

按前面的脈絡來說，我們可以把**神經系統的自立理解爲「在經歷共同調節的過程中，逐漸擁有自我調節的能力」**。

光靠自己，有時無法讓紅色和藍色狀態轉變爲綠色，對兒童來說更是如此。在這個階段，如果身邊有個值得信賴或能讓人感到安心的成年人陪伴，孩子的綠色便會自然而然地產生反應，並在一次次與他人的內在平靜進行交流後，逐漸學會獨自進行綠綠的調節。

進入職場工作後也是如此。如果大多數主管、同事、前輩或後進都能以綠色狀態與自己往來互動，或是能讓我們的綠色神經產生反應，也就是**處在安心、安全的環境與人際關係中，就能透過共同調節的進行，從而展開自我調節**。

當職場發生變化時，由於與綠綠進行交互作用的環境改變了，因此很可能會讓我們暫時處於紅色或藍色狀態。在這種情況下，如果在工作之外有多個能讓自己呈現綠色狀態的社群（安全基地），那麼即使職場發生變化，也能保障自己不至於因爲失去共同調節的環境而失衡或崩潰。

此外，在組織裡工作，乃至於擔任領導者時，利用多重語觀察並調節工作也很重要。

若能從**「培育神經系統調節能力」**的角度來看待自立與人際關係的發展，或許更能讓我們激發出許多有趣的啓發和聯想。

想活化綠綠，就要與能讓自己安心的人在一起

剛剛我們已經討論了在兒童成長和人際關係中關於共同調節的部分，現在讓我們回到本章主題：活化綠綠。除了自行調節、讓自己處於綠色狀態外，這裡還要爲各位介紹**「與他人一起進入綠色狀態」**的方法。

方法很簡單，**與能讓自己感到安心的人一起度過，就是活化綠綠的途徑。**

對你來說，誰能讓你覺得安心？誰會讓你感到安全？

這樣的人可能是「不需要與之對抗的人」「不任意批評或責備，能理解並接納自己本來面貌的人」「不以角色（父母、子女、老師、學生、部長、主管）看待我，而是能看到我眞正本質的人」。或者說，不因種族、性別、疾病或偏見的角

度而以有色目光看待，能理解「眞實的我」的人。

各位身邊若有這樣的人，不妨打個電話給對方，互相分享近況。也可以透過電子郵件、訊息或實體信件互動。直接約出來見面聊天也很好，說不定會帶出許多令人懷念又有趣的話題。

也可以回想這些人曾給予的鼓勵話語。如果還留著照片、信件、簽名板等物品，應該能更清晰地回憶往事。

當我們因爲拿起這些東西而覺得安穩放鬆時，就表示**「自己和珍視的人們一起活化了體內的綠綠」**。

以上就是各種「活化綠綠」的方法。在以自我調節爲基礎的同時，也希望大家能建立讓自己感到安全、安心的人際關係，並與這些人一起進行共同調節。

如果能與信賴的人一起進行自我調節，說不定還能產生加乘作用。請務必嘗試看看！

重點整理

- 感官上的舒適能活化綠綠。
- 正念是專注於「此時此刻此地」。
- 自己決定核心目標、允許雜念出現，並「回到」核心目標的體驗很重要。
- 綠綠多分布在頭頸部和上半身，刺激這些部位，更容易活化綠綠。
- 綠綠和「動態平衡」有關，可以此為基礎，創造獨一無二的練習或體操。
- 同時體驗緊繃和放鬆的練習，也能活化綠綠。
- 身處安全的場所或與能覺得安心的人在一起時，就能讓綠綠產生反應。

第5章

改變對
煩惱的看法

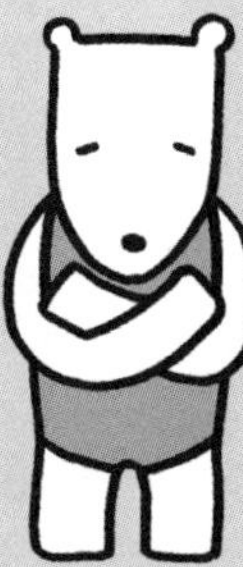

5-1

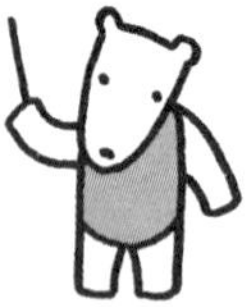

讓紅綠混合成為夥伴

在上一章裡，我們介紹了增加綠色反應的方法。基於這些技巧，在這一章，我想詳細探討「**如何從多重迷走神經理論和多重語獲得提示，改變看待和體驗煩惱的方式**」。

做爲實現此一目標的方法，這裡要介紹的是「讓混合狀態成爲夥伴」。在本章後半部，還將進一步說明如何將多重迷走神經理論運用在溝通中。

首先要說明的是，如何將紅綠混合狀態變成夥伴。

回顧阿紅與紅綠混合的特徵

要將紅綠混合狀態變成夥伴，首先要能**從體感上分辨「紅色狀態」和「紅綠**

混合狀態」的不同。

複習一下。阿紅就像油門，是行動時的生理反應。它會提高血壓和脈搏，加快呼吸以攝取更多氧氣，肌肉也會變得緊繃。此時，聲音往往會變大，說話速度也會變快。在意識上，更傾向於控制他人，而非安撫，試圖透過改變或控制外界來獲得安全感。

換句話說，這是**「爲了安心」而試圖改變環境和他人的狀態**。意識更專注於外部情況和他人是否「危險」，而非關注「現在的自己」。

這不是因爲「想做」，而是因爲「必須做」「因爲害怕」「不想感到不安」「在意結果」才採取行動。順道一提，「因爲想做而做」是紅綠混合狀態下的反應。這一點正是**「爲了讓自己放心而行動」**（**紅色狀態**）和**「在放心的情況下行動」**（**紅綠混合**）**的區別**。

簡單來說，阿紅是藉由行動讓自己放心，透過改變外界狀態、他人的行動或言語保證、遠離危險場所、努力避免不愉快的體驗來確保安全，是主動的、行動的、積極的。

焦慮或恐懼越強烈，阿紅參與反應的比例就越高，心跳、血壓、呼吸次數和肌肉緊張程度都會隨之增加。

現在讓我們回想一下加入綠綠的紅綠混合狀態。綠綠的關鍵詞包括：安全感、放心感、與當下的連結感、「在一起」的感覺、被關注的感覺。

在感受綠綠的同時保持主動、行動和積極的狀態，就是紅綠混合狀態。藉由這樣的說明，如果有助於各位想像紅色狀態與紅綠混合的差別，那就再好不過了。接下來，我們來看看具體例子。

在意主管評價的部屬

「我很希望獲得主管的感謝，不然就會覺得焦慮、沮喪，所以才拚命工作。」「我很怕老闆不認可我，總是在工作的同時，煩惱著該如何獲得認同。」——這種狀態表現了部屬想從主管的言行中獲得安全感，不想感到焦慮和疏離（也就是想逃避這些感受）的想法。

這也是阿紅運作時會產生的反應。全身肌肉會變得緊繃，脈搏、說話和動作都會變得更快，視野也很可能變得狹窄。

「當我邊聽音樂邊工作後，便不再擔心主管是否認同我，並能像平常一樣做自己的事。」

「在午休時間睽違已久地吃了一頓豐盛的午餐後，我不再關心老闆的情緒，反而在不知不覺中有了提升個人技能的動力。」

「不論主管說了或做了什麼，我只要做好眼前的事就行了。」

這種感覺可以用「紅綠混合」來形容。不是只有主管的言行舉行才能帶來安全感，也不會被「主管喜歡的部屬形象」所局限，而能專注於對眼前工作來說必要的事。如此一來，就能從主管言行以外的事物（例如音樂、美食、寵物、運動等）中獲得到釋放，並繼續投入工作。

要從紅色狀態轉換到紅綠混合狀態，可以遵循以下步驟：

一、意識到「自己想從主管的言行和情緒中獲得安全感」。

二、試著調整自己的身體，讓它能因主管言行以外的事物進入綠色狀態（例如喝水、深呼吸、到戶外活動身體、看動物影片等）。

三、讓自己放心地充飽電（綠綠的比例稍微提高）之後，回到原本的工作。

按照這樣的步驟進行後，也許就能以紅綠混合的狀態面對工作了。請記得，我們要控制的對象不是他人或事情的結果，首先要從自己的身體狀況（神經）開始。

這裡要再次跟各位說明的是，我的意思並不是「紅色狀態是錯的，紅綠混合才是對的」。有時我們需要阿紅，有時則需要讓阿紅跟綠綠混合，重要的是讓兩者都能爲我們所用。意思是，**面對同一件事，讓自己處在紅色狀態或處在紅綠混合狀態，我們看待煩惱和體驗它的方式將會截然不同。**

對學生成績感到焦慮的補習班老師

「因爲學生成績難以提高而感到不安，所以進行個別輔導。」「因爲怕學生成績下降而讓自己覺得丟臉，所以努力進行教學。」——這是試圖從「學生的成績」獲得安全感，並想逃避「不安和恥辱」的神經狀態。因爲是「源於不安所採取的行動」和「爲了避免難堪的做法」，因此阿紅有可能會變得非常活躍。除了會不自覺地緊咬牙關，面對學生時的言行舉止也容易過度緊繃，連腸胃都有可能因此感到不適。

「看到學生帶著燦爛笑容愉快地學習，突然覺得執著於他們的成績或考了第幾名十分可笑。雖然不知道結果會如何，但我想好好把自己能教的東西教給他們，這種想法莫名讓我感到放鬆。」

「班主任鼓勵我：『正因爲考試將近，所以我們更要注意身體，不要感冒，帶著輕鬆愉快的心情，樂在每一堂課。』於是我決定將結果交給考試之神，盡力讓學生安心學習，內心也因此浮現勇氣。」

「家長說：『不管最後有沒有考上理想的學校，多虧有老師把內容講解得很清楚，才讓孩子直到最後都想待在補習班上課。』這段話讓我非常感動。我意識到自己不該只靠學生的成績來獲得安全感，而要專注於讓自己以沉著的態度進行教學。」

這種感覺可以用「紅綠混合」來形容。首先應該考慮的，是教師自己要能感到舒適和平靜，將成績和結果看做隨之而來的產物，並以這種心態面對學生。

要從紅色狀態轉換到紅綠混合狀態，可以遵循以下步驟：

一、意識到「自己試圖從學生的成績和結果中獲得安全感」。

二、試著調整自己的身體，讓它能因學生成績以外的事物進入綠色狀態（例如在輕觸頭頂的同時調整呼吸、做一些放鬆運動、喝溫熱的飲料，與能讓自己感安心的對象交談等）。

三、讓自己放心地充飽電（綠綠的比例稍微提高）之後，回到原本的工作。

按照這樣的步驟進行後，也許就能以紅綠混合的狀態面對工作了。請記得，我們要控制的對象不是學生或考試的成績，首先要從自己的身體狀況（神經）開始。換言之，**以紅色狀態或以紅綠混合狀態進行教學，會讓我們看待煩惱和體驗**

它的方式截然不同。

正式比賽前覺得緊張的運動選手

「那支隊伍的狀況如何？對手會採取什麼策略？」「我要讓對手輸得心服口服！」「要是今年又輸掉比賽，我絕不會原諒隊友的任何失誤！」——這是爲了避免「失敗」「敗北」「自卑感」，只想從「勝利」「晉級」「對手失利」「優越感」中獲得安全感的神經狀態。注意力並未放在自己身上，而是完全聚焦於對手，處於戰或逃的紅色狀態。

「我們只要做好每一次練習，並將練習的成果在比賽中展現出來就好。另外，眞的很謝謝家人的支持。」

「珍惜隊友和團隊精神，互相支持，共同奮戰。」

「不管勝負，只希望能打一場沒有遺憾、屬於自己的比賽。」

這種感覺可以用「紅綠混合」來形容。首先應該考慮的，不是試圖從勝負或優越感中獲得安全感，也不是只關注外部（對手），而要專注於自己的隊伍，意識到自己重視的價值和練習的內容，並在緊密連結和相互扶持的情況下奮戰。

「以自己的風格比賽」「重視連結和團隊精神」是阿紅和綠綠混合的特徵。

要從紅色狀態轉換到紅綠混合狀態，可以遵循以下步驟：

一、意識到「自己只在意對手和比賽結果，甚至對重要的隊友和家人發洩紅色情緒」。

二、試著調整自己的身體，例如調整呼吸、放鬆緊張的肌肉。提醒自己，試著從競爭以外的事物（比如能出賽的喜悅、與隊友一起奮戰的「期間限定」感、對支持者的感謝之意等）獲得安全感，讓自己更能進入綠色狀態。

三、以調整好的身心狀態出賽。

按照這樣的步驟進行後，也許就能以紅綠混合的狀態迎接比賽。請記得，我們要控制的對象不是對手或比賽結果，首先要從自己的身體狀況（神經）開始。換言之，**以紅色狀態或以紅綠混合狀態進行比賽，會讓我們看待煩惱和體驗它的方式截然不同。**

對晚年生活感到不安而想未雨綢繆

「將來說不定會遭遇什麼困難，所以現在必須忍耐並努力。」「爲了不至於沒錢退休，現在必須儲蓄並節省開銷。」——這是爲了不讓自己陷入焦慮而採取的行動，可以說是綠綠比例非常低的紅色狀態。這表示透過思考「未來穩定的生活」，試圖讓自己在當下覺得安心。

「在美麗的風景環繞下，與好友一起野餐、享用美味的食物，雖然不知道未來會怎樣，但仍想珍惜當下，樂在自己想做的事。」

「與家鄉的朋友盡情暢談後，原本因爲擔心未來而不敢辭職，但現在覺得如果不要求過太奢侈的生活，在家鄉謀生也不錯。我想找出不會讓自己後悔的生存之道。」

這種感覺可以用「紅綠混合」來形容。如果只執著於「晚年穩定生活的解決方案」，試圖從中獲得安全感，生活將會充滿緊張。如果只想從未來的解決方案中找到高枕無憂的可能，可能會忽略「能與當下建立連結並令人覺得安心」的可能性。

要從紅色狀態轉換到紅綠混合狀態，可以遵循以下步驟：

一、意識到自己「只在意未來安穩的生活，卻忽視如何讓現在的生活也充滿安心感」。

二、試著調整自己的身體，例如散步時活用全身感官、不時去泡個溫泉或洗三溫暖等，讓自己更能處在綠色狀態，同時也與「自己眞正珍視的事」建立連結。

三、建立調整身體和神經系統的習慣，並做爲日常生活的一環，不僅關注未來，也聚焦於「當下」。

按照這樣的步驟進行，或許就能進入紅綠混合的狀態。請記得，我們要控制的對象不是未來的生活，首先要從自己的身體狀況（神經）開始。換言之，**以紅色狀態或以紅綠混合狀態思考將來，會讓我們看待煩惱和體驗它的方式截然不同。**

發現看待煩惱方式的變化

各位是否體驗到紅色狀態和紅綠混合狀態的差異？

總結一下，阿紅所占的比例越高，「想逃離不安和恐懼」或「想改變對方和環境」的想法就越強烈，也就越讓人感受不到安心和安全。相較之下，紅綠混合狀態是在身體覺得安全的同時，積極採取行動。一旦體驗到兩種狀態的差異，**看待煩惱的方式**就會跟著改變，而使問題獲得解決，或不再覺得問題是個問題。

當然，這絕對不是說「阿紅是壞人，只有紅綠混合狀態才是對的」。當我們面臨危險時，阿紅是不可或缺的。

另一方面，如果能善用紅綠混合狀態的話，就有可能讓行動更有效率也更持久。此外，這些神經系統的狀態並非獨立存在，以「光譜」的概念來想像會比較好（請參見第九六頁）。

一樣是紅綠混合狀態，如果是綠綠占比較高，會是如何呢？如果是阿紅占比較多，又會如何呢？這樣想像或許更能讓我們激發出許多有趣的聯想。

5-2 讓藍綠混合成為夥伴

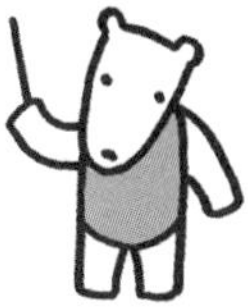

下一個希望讓它成爲夥伴的，是藍綠混合。首先，我們要先能感受藍色狀態與藍綠混合狀態的差異。

回顧小藍與藍綠混合的特徵

先複習一下：小藍是煞車，與停止活動的生理反應有關。呼吸、脈搏、血壓等會降低，試圖盡量節省氧氣以進入節能模式，好獲得安全感。爲此，呼吸會變淺和變慢；肌肉失去力量，聲音變小，傾向於迴避溝通；血壓和脈搏降低，腦中開始放空，無法進行有生產力的活動。

阿紅會讓我們將注意力聚焦於自身以外，**小藍則會讓我們無法將注意力放在**

自己以外的地方，還會關閉並拒絕接收外部資訊。爲了自身安全而進入靜止、凍結、省電狀態。

單純的藍色狀態是「想做但做不到」「想動卻無法動」「想感受但感受不到」「想說卻說不出來」的感覺。且在大多數情況下，心裡還會混雜著**「藍色狀態（不採取行動）不好」的內在批判**。

現在讓我們回想一下加入綠綠的藍綠混合狀態。綠綠的關鍵詞包括：安全感、放心感、與當下的連結感、「在一起」的感覺、被關注的感覺。

在感受綠綠的同時保持被動、靜止和省電狀態，就是藍綠混合狀態。「放心地留在原地不動」「在安全的狀態下不採取任何行動」「無法（不）行動也可以」「不必勉強自己開口」。藉由這樣的說明，如果有助於各位想像紅色狀態與紅綠混合的差別，那就再好不過了。接下來，我們來看看具體例子。

因上班或上學過度疲累而無法動彈

「連續加了好幾天班，一回到家，直接睡得不省人事，醒來後反而覺得有罪惡感。」「長假結束後第一天上學，不但有種完全不想動的感覺，也對自己有沒有辦法撐過這學期失去信心。」——這種狀態表現出**小藍運轉時，身體踩下煞車、想要充電並進入省電模式的狀態**。肌肉無力，血壓降低，言行遲鈍。

「雖然不知不覺就睡著了，但聽到『你一定很累，好好睡一覺吧』這樣令人安心的話語，因此睡得更沉。」

「準備上學時，雖然身體有種動彈不得的感覺，但在家人爲我按摩後，原本僵硬的身體逐漸放鬆。」

這樣的感受可以用「藍綠混合」來形容。

而要從藍色狀態轉換到藍綠混合狀態，可以遵循以下步驟：

一、意識到「過度使用能量，因此身體藉由停止動作來確保安全」。
二、試著調整自己的身體，不要強迫自己提起精神，好讓綠綠產生反應。
三、陪伴正處在省電狀態的身體，讓自己放心地充飽電。

按照這樣的步驟進行後，也許就能進入藍綠狀態並開始恢復。在因過度使用阿紅而使身體進入藍色狀態的情況下，由於能量不足，一時之間可能會不知道自己該怎麼做才好。但無論如何，確實意識到自己已進入藍色狀態，是調整身體的第一步。換言之，**以藍色狀態或以藍綠狀態休息，會讓我們看待煩惱和體驗它的方式截然不同。**

遇到突發狀況，導致全身僵硬

「在學校的時候，我目睹朋友被老師大聲責罵，腦子馬上變得一片空白，身體也無法動彈，覺得非常害怕。」「有個騎著腳踏車的人在我面前自摔。雖然我想幫他，但被嚇到動彈不得。我覺得自己好丟臉，什麼事都做不到。」——這種狀態表現出當自己**遇到意外狀況時，由於身體察覺到可能有生命危險而迅速切換到省電模式**。在藍色狀態下，有時會讓我們覺得自己被「嚇到腿軟」。

「當保健室的老師邊揉著我的背，邊對我說『看到大吼大叫的人，當然會嚇一跳』時，我忍不住掉下淚來，全身的力量也都卸了下來。」

「我嚇了一跳，完全動彈不得，什麼都做不了。但我還是努力站了起來，可能是因爲旁邊的人微笑著對我說『碰到這種事，誰都會這樣』吧！我在原地坐了一會兒，便覺得自己恢復平靜了。」

這樣的感受可以用「藍綠混合」來形容。

而要從藍色狀態轉換到藍綠混合狀態，可以遵循以下步驟：

一、意識到「遇到意外或令人驚訝的事情時，身體會很自然地踩煞車，進入省電狀態」。

二、安全無虞時，身體（神經）會自行嘗試調整，靠向能讓自己感到安全的人事物，就像從緊急煞車切換到平穩煞車。

三、不要勉強自己。只要處在安全狀態下，身體就會適度放鬆。不妨享受這種「安心靜止的感覺」。

按照這樣的步驟進行後，也許就能進入藍綠狀態並開始恢復。

遇到突發事件時，小藍很可能會像緊急煞車般做出反應，使得我們一時之間不知道自己該怎麼做才好。但無論如何，請意識到自己已進入藍色狀態並停了下來。只要知道「一旦身體發現自己安全後，就能再次行動自如」，就會逐漸恢復。因此，**以藍色狀態或以藍綠狀態休息，會讓我們看待煩惱和體驗它的方式截然不同**。

身陷不安之中，動彈不得

「知道有人在背後取笑我、說我壞話後，我的腦袋就始終是一片空白，失去了幹勁和動力。」「因爲一個錯誤，讓老師當著所有人的面對我發火。同學們都嘲笑我。我不想跟任何人說話，也不想跟別人在一起。」「最寶貝的寵物過世了。整個心思都被這件事占據，無法好好過日子。」——這種狀態是缺乏安全感所導致的。**遇到意外狀況時，由於身體察覺到可能有（社會性的）生命危險而迅速切換到省電模式**。

人類是社會性動物，因此小藍不僅會對實際上的生命危險做出反應，也會對社會性危險做出反應。

面對地震、意外傷害、巨大聲響等會在物理上對生命帶來威脅的事物，不論人類或動物，都會在小藍的運作下進入省電模式，以維護生命安全。

另一方面，不論社會、文化、常識……人類生活中的一切幾乎都與其他人脫不了關係。這就是爲什麼，當我們覺得社交生活難以持續，或是必須與重要的人事物道別時，小藍會做出反應，讓我們產生彷彿生命受到威脅的感覺。

當身體（神經）覺得「這個社會無法帶來安全感」「這些成員無法帶來安全感」「生活在這裡（地域或文化），讓我沒有歸屬感」時，身體就會做出反應，讓小藍踩下煞車，停下來，被動地等到這些威脅離開。與此同時，無助、自卑、羞愧或麻木等心理反應也更容易出現。

也有人認爲，當我們必須與能讓自己覺得安全的人事物或場域分離時，小藍就會啓動，嘗試以省電模式來保護性命，直到再次遇到能讓自己覺得安全的人事物或場域。

「一位同事對我說：『那個人就是喜歡在別人背後說長道短。我也曾是他的目標。這不是你的錯啦！』聽到同事的話，原本一片混沌的腦袋再次開始運轉，心情也稍微好一點了。」

「一位同學對我說：『我們一起回家吧！』回家路上，我們在公園裡默默地邊鞦韆。不知道哪裡來的一股衝動，我對那位同學說：『謝謝你，明天一起上學吧。』結果他說：『好啊，一起死氣沉沉地上學吧！』莫名讓我有點想笑。」

「我和曾與心愛寵物死別的人聊過之後，覺得以自己的步調說再見並沒有什麼不可以。這樣轉念後，也開始覺得自己可以把注意力放在寵物以外的事情了。」

這樣的感受可以用「藍綠混合」來形容。

而要從藍色狀態轉換到藍綠混合狀態，可以遵循以下步驟：

一、意識到「遇到了難以與他人維持連結的事情時，身體會很自然地踩煞車，進入省電狀態」。

二、不要勉強自己。如果能覺得「處在藍色狀態也沒有什麼不好」，並藉由撫摸身體、觀看緩慢移動的物體，或觸碰能讓自己覺得舒緩的物品來調整身體（神經）的話，那就再好不過了。

三、一點一點的，和能讓自己覺得安心的人事物接觸。如此一來，或許就能發現自己已逐漸進入藍綠混合的狀態。

按照這樣的步驟進行後，也許就能進入藍綠狀態並開始恢復。

與他人的連結斷裂時，我們會感受到「威脅」，使得小藍做出反應，活動也會停止。但請記得：這種生理反應是非常自然的。理解這一點之後，自然就會覺得安心。

「進入藍綠混合狀態並恢復」的經驗與期待，能讓我們的生命變得更寬廣。這也意味著，**以藍色狀態或以藍綠狀態陷入低潮，會讓我們看待煩惱和體驗它的方式截然不同**。

發現看待煩惱方式的變化

各位是否體驗到藍色狀態和藍綠混合狀態的差異？

總結一下，「生命遭遇危險、威脅，或是社會連結斷裂」的程度越強，小藍的反應就越強烈，會爲身體踩下煞車，停止活動。至於藍綠混合狀態，則是一種能讓身體感到安全、受到保護的被動停止狀態。

當然，這絕對不是說「小藍是壞人，只有藍綠混合狀態才是對的」。當我們遭遇緊急事件時，小藍是不可或缺的。

另一方面，如果能善用藍綠混合狀態的話，就有可能讓自己活得更好。此外，這些神經系統的狀態並非獨立存在，以「光譜」的概念來想像會比較好（請參見第一〇〇頁）。

一樣是藍綠混合狀態，如果是綠綠占比較高，會是如何呢？如果是小藍占比較多，又會如何呢？這樣想像或許更能讓我們激發出許多有趣的聯想，讓我們更能適應不同神經系統的不同狀態。

5-3

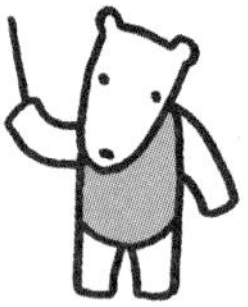

找到能討論混合狀態的夥伴

大家對「混合」的概念有什麼想法？遇到突發事件時，阿紅和小藍理所當然會做出反應，這也是一種很自然的生理現象。

如果我們能從平常就注意活化綠綠，那麼遇到緊急事件時，就不會只是讓阿紅出面、處於紅色狀態；而是能在留意周圍環境的情況下，更頻繁地處於紅綠混合狀態。或是遇到需要煞車的事件時，身體就會更傾向於以柔和的藍綠混合式煞車來反應，而不是老讓小藍出面。

爲了更能感受混合狀態，建議各位**與能正向討論神經與心理反應的朋友一起聊聊**。透過與有類似經驗的人們（例如病友團體、媽媽聚會等有「共同故事」的人們）交流，除了能分享有關阿紅和小藍的生理與心理反應，也能以更客觀的角度了解「不是只有我這樣」，讓令人安心的綠綠伸手擁抱阿紅和小藍。

如果我們能藉由分享這些經驗，讓阿紅和小藍覺得自己被接納、歡迎、珍惜，將是一件非常棒的事。這時我們就可以說自己**「掌握了混合狀態」**。

再複習一次。紅綠混合是「放心地行動」「放心地戰鬥」「安全地逃離」「很有安全感地踩下油門」。而藍綠混合是「放心地靜止」「放心地休息」「在感到安全的同時，以減少能量消耗的方式生活」「在安全的狀態下踩煞車」。請務必與同樣體驗過混合狀態的人們分享或討論自己的經驗，找到自己的夥伴。

目前爲止，我們已經討論了該如何運用混合狀態，好讓自己能從不同的角度看待煩惱。下一節，將帶領大家反思〈序章〉所提到「兩種面對煩惱的無用反應模式」，同時也會再次提及「身體改變時，內心也會改變」。

5-4

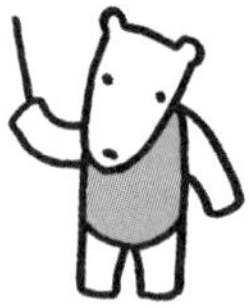

身體改變時，內心和體驗都會改變

對於身心關係的研究，長期以來所討論的主題之一是：「哭泣是因爲傷心？還是因爲傷心所以哭泣？」我認爲這兩種觀點都對：如果有想哭的感覺，就會湧現悲傷；如果感到悲傷，自然會流出淚水。

本書採取的觀點是：哭泣和悲傷都是反射性的生理反應。由於它們非並以意志驅動的反應，因此會受到自律神經影響。

有些「思考、感受和行動」不會因意志而改變

一般來說，「人心」指的多半是「思考、感受和行動」，也多半不是指生理反應，而是「當事者想做出的反應」。說得極端一點，**只要當事者想要，就可以**

改變「思考、感受和行動」。

我並不否定這個觀點，但我仍認爲有些思考、感受和行動很難以個人意志來改變——比方說，當我們說**「自動產生的想法」「反射性的情緒」和「衝動行爲」**時，大家應該可以察覺到其中的差異吧！我將它們定義爲受自律神經影響的生理反應。

「自律神經受到刺激時，會產生不同顏色的反應；除了生理反應，思考、感受和行動也會同時做出反射性反應。」長年的臨床經驗讓我了解到，這樣的思考對於那些正努力「走上康復之路」的人往往更有幫助。

根據這樣的概念，**當身體處於紅色狀態時，內心也會「變紅」；當身體處於藍色狀態時，內心也會「變藍」；當身體處於綠色狀態時，內心也會「變綠」**。

換句話說，當身體從紅色狀態變成藍色狀態時，我們看待世界的方式也會從紅色（例如「每個人都是敵人」）變成藍色（例如「反正別人就是討厭我」）；身體處在綠色狀態時，我們看待與體驗世界的方式也會是綠色的（例如「謝謝你的幫忙，我非常感激」），而且實際上也能產生這樣的體驗。

有鑑於此，讓我們回頭看看〈序章〉所提到的，「因爲身體失衡，才讓我們把事實視爲問題」。

〈序章〉舉了兩個例子，現在讓我們更進一步來看看。

「擔心孩子成績的父親」的變化

在〈序章〉裡，我們介紹了一位父親，他擔心孩子的課業跟不上，成績下降（參見第二四頁）。也許這位父親的阿紅起了反應，使得他進入「戰鬥模式」，想幫助自己的孩子。

阿紅開始運作，可能是因爲預期會發生令人不安的危險。此外，這位父親雖然找到了「A教學法」，但可以推測，他在教導孩子時，仍處於相對強烈的紅色狀態下。

雖然不知道這位父親已經處在紅色狀態下多久，但我相信，阿紅的運作已經強烈到足以影響孩子。從孩子的角度來看，來自父親紅色反應的資訊量，可能比來自A教學法的還多，爲了因應這種情況，使得孩子也以紅色狀態面對父親。

換言之，親子之間產生了這樣的循環：感受到孩子的紅色狀態，父親體內的阿紅加速了戰鬥模式的運作，卻因此讓孩子無法脫離紅色狀態……我們無從得知最先產生反應的是誰的阿紅，但**即使在不同個體間，自律神經仍會互相影響。這是一種反射性的交換，而不是意識所導致的循環。**

因此，**我們可以將挫折感和「再這樣下去會完蛋」的想法，視爲阿紅反應時必然出現的感受和思考，是自動且反射性的生理反應。**

如果我們把這些感受和思考都視爲「內心太脆弱」所導致的，很可能會認爲自己必須改變思維或控制憤怒才行。然而，改變自己的心談何容易？當我們產生「自己再這樣下去不行」「自己非得改變不可」的想法時，等於是在告訴阿紅「上工了」。

我想建議大家的是，先從身體和神經系統進行調整。

要做到這一點，第一步是注意到自己平常如何面對紅色狀態。對產生紅色反應的自己有所覺察，藉此調整自己的身體與神經系統。

我們可以透過感官的使用，讓身體進入綠色狀態（平穩緩和的狀態），如放慢呼吸、喝幾口水、做做嘴型體操、散步、眺望遠方、撫摸身體等，並觀察自己的身體是否因此而放鬆。各位也可以選擇第4章所提到的方法，實際進行練習，以活化綠綠。

就算只有一點點，一旦發現身體出現放鬆的跡象，就表示綠綠有反應了，我們也就能以紅綠混合狀態面對「煩惱」。

如此一來，說不定就能讓感受與思考產生改變（和處於紅色狀態時相比）。與其想方設法「扭轉」自己的感受和思考，如果能在不知不覺間體驗到「原來我看待事情的方式已經改變」，那就再好不過了。

於是，下次面對「煩惱」時，儘管阿紅還是會產生反應，但我們已知道如何在適當的時候調整身體，讓綠綠再次做出反應，就如同前面所提到的「正念三角形」（參見第一六三頁）：

我們可以想像一個以**「將身體調整至綠色狀態」**為**核心目標**的三角形：「將綠色狀態置於核心」→「專注於煩惱時，身體逐漸進入紅色狀態」→「注意到自己持續呈紅色狀態」→「回到核心目標」。

如此一來，或許就能以紅綠混合的狀態來處理「教孩子念書」這件事。感覺可能像是「教孩子從『遊戲闖關』的角度看待學習」「教孩子以『做實驗』的心情念書」或「與孩子一起享受學習的樂趣」。

「擔心母親健康的女兒」的變化

〈序章〉還舉了另一個例子：一位女兒面對「患有失智症的母親開始難以自理」的狀況。她不斷要求母親嘗試「B飲食法和C運動」，但母親的反應卻很消極，這讓她變得傷心和沮喪（參見第二五頁）。

在這種情況下，女兒的小藍開始運作，並試圖讓她進入省電模式——說不定小藍希望她能和母親稍微拉開距離，好讓她有機會充電。

大家可以回想一下，無論是傷心、沮喪的感受，或是「我什麼事都做不好」的念頭，其實都是小藍運作時的自然生理反應。

身心是相連的。**小藍運轉的目的是爲了充電，而不是爲了讓我們覺得「自己什麼事都做不好」——換句話說，這種思考所反映的其實是「我累了」**。

和第一個例子一樣，如果單純把所有的感受和思考都視為「心」的問題，很可能會認為「我得改變自己的想法」「我必須控制內心的悲傷或沮喪」。然而改變自己的心是很困難的，當我們產生「自己非得改變不可」的想法時，除了阿紅會產生反應，連小藍也會一起出動，使得我們陷入紅藍混合狀態。

我想建議大家的是，先從身體和神經系統進行調整。

要做到這一點，第一步是注意到自己平常如何面對藍色狀態，並對產生藍色反應的自己有所覺察，藉此調整自己的身體與神經系統。

我們可以透過感官的使用，讓身體進入綠色狀態（平穩緩和的狀態），如放慢呼吸、喝幾口水、做做嘴型體操、散步、眺望遠方、撫摸身體等，並觀察自己的身體是否因此而放鬆。各位也可以選擇第4章所提到的方法，實際進行練習，以活化綠綠。

除此之外，也可以透過與讓自己有安全感的人建立連結而進入綠色狀態，因此，和值得信賴的人聊聊也是個不錯的主意。但要是小藍太強勢的話，會讓我們傾向於「省電」而不想與外界連絡，所以只要在不勉強自己的情況下進行就可以了。在獨自煩惱的情況下，我們可能會覺得自己「不行了」；但如果能與其他人聊聊的話，或許就有可能讓綠綠開始作用。

就算只有一點點，一旦發現身體出現放鬆的跡象，就表示綠綠有反應了，我們也就能以藍綠混合狀態面對「煩惱」。

如此一來，說不定就能讓感受與思考產生改變（和處於藍色狀態時相比）。與其想方設法「扭轉」自己的感受和思考，如果能在不知不覺間體驗到「原來我看待事情的方式已經改變」，那就再好不過了。

腦海中也許會自然而然地浮現「不一定非得一個人面對」或「偶爾讓自己『重開機』也不錯」等想法。一旦我們進入藍綠混合狀態後，就能對神經系統的轉換有更實際的感受。

於是，下次面對「煩惱」時，儘管小藍還是會產生反應，但我們已知道如何在適當的時候調整身體，讓綠綠再次做出反應，就如同前面所提到的「正念三角形」（參見第一六三頁）：

我們可以想像一個以**「將身體調整至綠色狀態」**為**核心目標**的三角形：「將綠色狀態置於核心」→「專注於煩惱時，身體逐漸進入藍色狀態」→「注意到自己持續呈藍色狀態」→「回到核心目標」。

如此一來，當我們想與現狀保持距離或想爲自己充電時，就能以藍綠混合的狀態來照顧自己。

如果各位能越來越覺得「萬一我倒下了，對彼此來說都不是好事，所以我更需要好好照顧自己」「年紀大了，忘記事情是很正常的」，或「從某個角度來看，不想把自己搞得很忙碌的媽媽還滿可愛的」，就表示各位正處在藍綠混合的「省電模式」中，並認爲「步調稍微悠閒一點也無妨」。

*****

以上，我們用多重語的概念說明了身心之間的關係、混合的概念，以及如何與「現狀和煩惱」保持距離。

靠實用書來解決煩惱固然重要，但本書更重視的是「看待煩惱的方式」——是否眞的要以「煩惱」的角度來看待眼前的「煩惱」。和解決煩惱的方法無關，而是如何看待其存在的問題。

這其中多少有些偏向感受以至於難以言傳的部分，儘管如此，我還是希望能藉由多重語跟各位分享。如果各位能因此更加了解神經系統對身心狀態的影響，哪怕只有一點點，我的綠綠也會非常開心地有所反應。

5-5

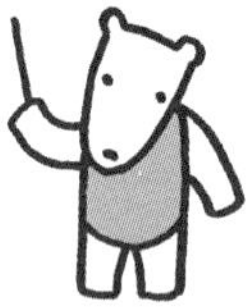

如何在溝通中使用多重語

現在我們來看看如何在與他人溝通時充分利用多重語。需要注意的是，這裡的「溝通」請想像成與重要他人的對話。

一言以蔽之，這個方法可以總結爲**「幫助對方『讓阿紅和小藍保持現在的樣子，並在生活中善用綠綠』」**。

也許有人會說：「直接把這本書給對方不就好了？」這當然是一種方法，不妨一試，但對於某些人來說，這麼做反而很難。藉由與對方朝著共同目標一起努力，體驗「讓阿紅和小藍保持現在的樣子，並在生活中善用綠綠」是很重要的。

自己也好，對方也好，我們都走在這條「以阿紅爲油門」「以小藍爲煞車」的人生路上。這條道路可能有彎道，可能有顛簸。因此，我們需要「調整」阿紅和小藍，以保障行路安全。如果我們能加入以綠綠爲基礎的調整機制，就能讓整個過程更順暢。

當我們能在這種狀態下「妥善調整，穩健前進」時，對方也更容易學會「妥善調整，穩健前進」。

觀察對方的神經狀態

現在，來看看更具體的細節。首先，**觀察對方此刻的神經狀態是很重要的**。不僅要觀察對方使用的語言，也要觀察非語言訊息。我們可以透過對方的說話速度、聲音大小、臉部表情、肌肉用力程度、整個人的冷靜程度，以及平常的飲食、睡眠等方面觀察對方的身體狀態；如果能養成觀察他人的習慣，那就再好不過了。

根據以上觀察，分辨對方目前處在紅色或藍色狀態。

如果是紅色狀態，表示對方的身體可能正踩住油門，進入戰鬥狀態，想趕快完成某件事或逃跑。如果是藍色狀態，身體可能處於省電模式，踩著煞車，無法行動或從事生產活動。

無論對方是紅色或藍色狀態，我們應該採取的基本態度都是「保持現在的樣子」，以「順其自然」或「這樣也可以」的綠色態度來面對。如此一來，在紅色狀態下，我們就更有可能讓對方變成「紅綠混合」；在藍色狀態下，我們就更有可能讓對方變成「藍綠混合」。

孩子感到煩躁時，我該怎麼辦？

假設孩子因爲不理解上課內容而煩躁。身爲家長，面對處於紅色狀態的孩子，自己的阿紅也會很自然地跟著活躍起來。最理想的狀態是自己能察覺到「孩子的紅色狀態讓我的阿紅產生反應」；而如果我們能進一步產生「孩子『變紅』是很自然的，就像我也會這樣」的想法，就表示自己的綠綠已經開始反應（意即讓自己進入「觀察者模式」）。

如果我們能盡量維持綠綠的運轉，就能在日常生活中多多運用「平穩的煞車」，以此應對孩子的紅色狀態。

比方說，我們可以試著露出微笑，把手放在孩子的背上，並以平和的語氣對孩子說：「聽不懂上課的內容，你一定很沮喪吧！」也可以邀孩子暫時離開書桌，一起到外面透透氣，或是倒杯水給自己跟孩子，讓彼此的頭腦和身體都冷靜一下。這些行動都能讓孩子的身體逐漸進入藍綠混合狀態。

當孩子稍微平靜之後，我們可以試著在學習中加入玩耍或遊戲的概念以吸引他。比方說，不是坐在桌前，而是在屋子裡邊散步邊念書；或是用金雞獨立的姿勢背英文單字；也可以嘗試在念書時使用計時器或播放音樂。

請注意：這裡的重點是要跟孩子「一起」。一邊觀察彼此持續處於紅色狀態的身體同時，一邊以紅綠混合的「玩遊戲」概念與孩子共同學習，同時對彼此施加平穩的煞車。

如果此時阿紅較強勢，也許我們會想延長處於藍綠混合的時間，好讓彼此都能眞正冷靜。

如果我們與孩子之間能互相信任，而且彼此很容易以綠色狀態互動，那麼相對來說，這個過程就會能進行得更順利，也就意味著**我們更容易將綠綠做爲禮物送給對方**。

把綠綠當成禮物送給對方

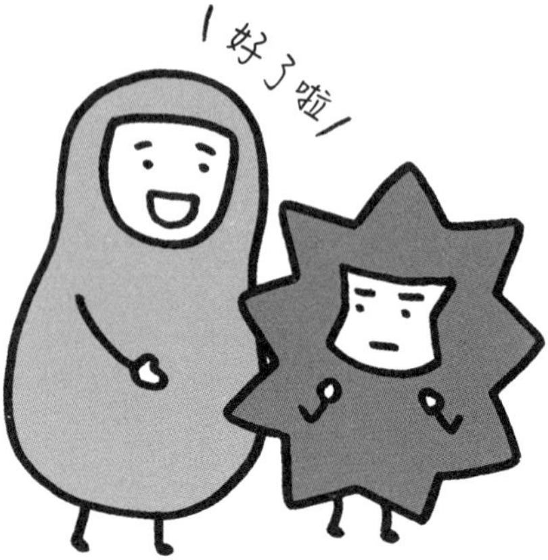

在保有這種關係的前提下，即使孩子過度偏向紅色或藍色狀態，我們仍很有可能讓他們順利回到綠色狀態。請增加處於紅綠混合或藍綠混合狀態的時間吧。**和綠綠一起度過的時間越多，就越能調節油門（阿紅）和煞車**（小藍），也就越能以更順暢的方式切換於兩者之間。

另一方面，我們也有可能很難一下子就發現對方正處於紅色狀態，或是無法在保持距離的同時讓自己進入綠色狀態，並以紅綠混合的方式與對方互動。這時，請把重點放在「自我調整」上。建議各位盡量讓自己處於綠色狀態，在對方的阿紅很強勢的情況下，試著以紅綠混合狀態進行互動。也就是將焦點從「改變對方好讓自己安心」（紅色狀態）轉向「以自我調節為優先」（綠色狀態）。

5-6

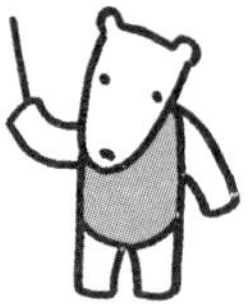

一邊調整，一邊對話

以下是主管A與部屬B之間的對話。請利用這個範例思考「在工作中一起使用綠綠」，也希望各位能發現A在對話過程中如何意識到自己失去平衡，並在自我調節的同時指導部屬。

懷著家庭壓力的主管與部屬的對話

過去一個星期，A先生就讀國小三年級的女兒越來越不願意上學，使得他必須不斷跟妻子及導師討論這件事，讓他很有壓力。

以下是某天發生在公司的事。

B：「課長，月底要交的書面報告一直寫不好，目前只寫了一半，能請您幫我看看嗎？」

（B說得又快又急，以相當強烈的紅色狀態面對A。）

A：（大叫）「欸？因爲你說『交給我』，我才讓你做的；而且離期限只剩下十天了！」

（過去一個禮拜裡，即使待在家，A也大多處於紅色狀態。現在感受到B的紅色狀態，使得A的身體認爲自己有危險，阿紅更容易做出反應。）

B：（以稍微強硬的口吻說明）「課長明明說『隨時可以找我商量』，所以我才來找您商量的。我並沒有偷懶，也有好好整理資料，只是現在遇到一些困難，所以才想請您幫我看看有沒有哪裡出錯。」

（B覺得A的反應與平時不太一樣，可能是因爲A內心焦急，才出現了意料之外的反應吧，但這讓B的阿紅變得更活躍。）

看到部屬B的語氣變得略微強烈，主管A腦中一瞬間變得空白。

A：「啊，抱歉抱歉，我現在有點忙，等一下再跟你討論。你把東西放在那裡就好。」

（看到B的樣子，A的小藍微微做出反應，踩了煞車。他想暫時拉開距離，並建議另外找時間談。）

B：（似乎對主管的敷衍感到有些煩躁）「您的『等一下』是什麼時候？能在中午前給我回覆嗎？」

（B以爲A會馬上處理這件事，沒想到發生了意料之外的事，使得已處在紅色狀態的B更難踩煞車。）

A：「我想先仔細讀過再說……不然就十一點吧。」

A決定暫時離開辦公室，把文件帶到公司一樓的大廳去看。他注意到自己走得很快，於是試著放慢速度。留意到自己正處在紅色狀態這件事，讓他得以稍稍踩下煞車。

走著走著，A意識到自己最近因爲女兒的事而一直處在紅色狀態，而剛剛他也對B做出紅色反應。

A心想，這也許是一個機會，能練習在多重語研習會裡學到的「調節」。於是他決定喝點熱茶，平靜地閱讀文件。

「我應該先讓自己做出綠色反應，並讓阿紅和小藍維持現在的樣子就好。」A一邊在心裡對自己說，一邊花了些時間在大廳喝了幾口熱茶。

（A讓自己放心地休息，好進入藍綠混合狀態。他一邊感受著與研習會夥伴之間的連結，一邊嘗試實踐自己學到的東西，讓身體的狀態產生改變。因爲曾與研習會夥伴進行共同調節，讓他得以成功地進行自我調節。）

比起剛剛，A覺得自己已經冷靜許多，應該可以在這種狀態下與B好好討論。十一點時，A走到B的位子。

A：「謝謝你做的報告。不介意的話，要不要吃點這個？」

（A帶著微笑，把B喜歡的蜂蜜糖和文件一起遞給他，自己也吃了一顆。）

A：「時間眞的很緊迫，但你竟然能整理到這個程度。」

B：「就是說啊，課長。我還以爲您忘記當時是在什麼情況下交辦這份工作的，所以才有點著急。謝謝您的蜂蜜糖。」

A：「不，你說得沒錯。你一定覺得很焦慮和煩躁，對吧？抱歉，大概是因爲我也慌了（笑）。」

（A試圖創造一個以綠綠爲主的空間，讓B知道自己的紅色狀態能獲得主管的正面接納。並試著透過分享B喜歡的糖果，把綠綠做爲禮物送給B。）

B：「那麼，這份報告寫得還可以嗎？」

A：「是的，做得很好。我知道你可能很擔心期限，也可能爲了把報告寫好而花很多力氣；但就算眞的哪裡沒做好，我應該也有辦法善後。你放心吧，就用剩下的十天努力完成它。」

（A之所以強調要B「放心」，不要太拚命，可能是希望B能成爲一個「既能珍惜自己的身體，也能把工作做好」的人吧。）

B：「課長這麼說，我就安心了。您還準備了我喜歡的蜂蜜糖，眞是懂得善用『糖果和鞭子』呢（笑）。」

A：「你發現啦（笑）？工作就像開車，油門和煞車的平衡是很重要的，糖果和鞭子也是一樣的概念吧。而且也許你覺得自己只剩下十天時間，但沒有人能一直踩下油門、全速前進，適時踩煞車也是很重要的。」

（A一邊說著，一邊做著轉動頸部、伸展手臂等輕度的柔軟操，藉此告訴B煞車的重要性。他並沒有實際說出「放鬆身體也很重要」，但透過伸展上半身的方式，以藍綠混合的狀態來傳達這件事。A似乎認爲，要傳達出去的內容固然重要，但用什麼顏色的狀態來傳達也很重要。）

B：「確實。我這個月還沒去健身房運動，也許今天或明天應該去一趟。」

（B親口說出希望騰出能讓自己處於紅綠或藍綠混合狀態的時間。有關綠綠的對話越多，越容易浮現對自己有用的想法。）

A：「這不錯耶。如果能保留讓自己轉換心情和充電的時間，想在工作上打拚時，就會有更多能量。」

（A再次強調紅綠混合和藍綠混合平衡的重要性。）

看完這段對話，各位覺得如何？A也是人，阿紅和小藍產生反應是很自然的。在這種情況下，我認爲A展現出了什麼叫「讓阿紅和小藍保持現在的樣子，並在生活（工作）中善用綠綠」。

正因爲A平常就能把這一點牢記於心，所以在遇到突發事件時，才能用紅綠混合和藍綠混合的狀態來面對。

此外，A與B對話時，也有意識地進行**「共同調節」**。以下是本案例中的調節點：

- 注意身體（神經）現在所處的顏色狀態。
- 想辦法讓綠綠做出反應。
- 觀察對方身體（神經）現在所處的顏色狀態。
- 接納對方目前的顏色狀態（明白身體處在紅色或藍色狀態是很正常的）。
- 在接納對方身體狀態的同時，逐漸嘗試加入「平穩的煞車」（綠綠）。
- 觀察綠綠與對方身體（神經）顏色狀態的融合。
- 對紅綠或藍綠混合的反應給予回饋。
- 分享處於紅綠和藍綠混合狀態的重要性（讓阿紅和小藍保持現在的樣子，並在生活中善用綠綠）。

按這個流程與對方共同體驗**「平穩地調節油門和煞車」**後，對方或許就能學會如何自己做出這樣的調整。

＊＊＊＊＊＊

本章以前幾章對三種顏色的基本理解爲基礎。如果「學會自我調節」算是基礎篇，那麼「讓自己的綠綠及其混合狀態感染並影響他人」應該就算是應用篇了。

當我們與重要他人溝通時，如果能將綠色狀態做爲禮物送給他們，將是再好不過的事。身爲本書作者，這也將是我莫大的榮幸。

重點整理

- 體驗紅色狀態與紅綠混合狀態的差別。工作或執行任務時，請讓自己處於紅綠混合狀態。
- 體驗藍色狀態與藍綠混合狀態的差別。面對壓力時，請花點時間讓自己處於藍綠混合狀態。
- 準備好以混合狀態生活時，請將自己的綠色狀態（包括步調和節奏）做為禮物，送給（影響）所愛的人。
- 進行自我調節的同時，也與對方一起進行共同調節。

第6章

更關心
自己的身體

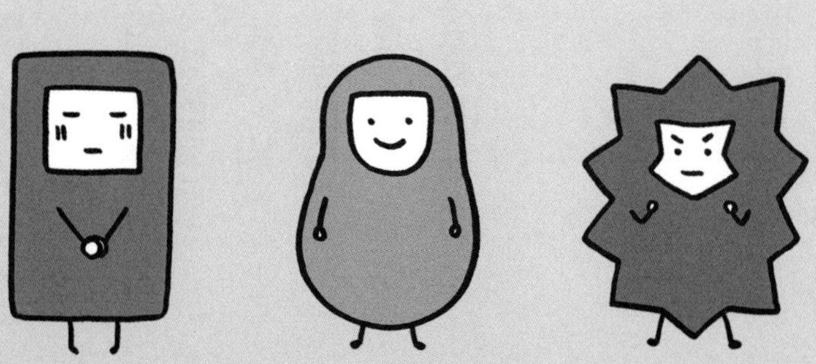

6-1

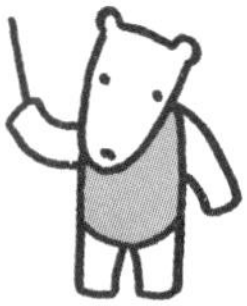

學習更多「認識與調節身體的方法」

現在各位已經了解多重迷走神經理論和多重語，或許會對自己的身體與如何調節它更感興趣。

身體爲了保護我們的生命努力工作。因此，除了多重迷走神經理論和多重語，我也希望各位能從其他方面來了解身體的奇妙之處，並在調節身體的方法上擁有更多選擇。

以下是我自己實際進行與推薦的方法。

◆神經整體

顧名思義，這是一種以神經爲主軸的整體術。一般的整骨療法主要是從肌肉、骨骼和關節著手，而向整骨師求助的人多半都有疼痛、肢體運動困難、內臟或血液循環不良等問題。事實上，這些症狀都與神經有關。神經整體是一種試著從神經的角度來處理問題的整復療法，當然也包括自律神經。

◆療育整體

這是針對有神經發展障礙的兒童所開發的整復療法。它也能用於調節自律神經。開發出療育整體療法的松島眞一醫師，一開始是爲了自己有發展障礙的女兒，因此以自己的各種經驗爲基礎，找出不用依靠藥物就能進行的療法。由於主要是爲了讓父母也能輕鬆對孩子進行整療，因此不但內容易於理解，也很容易實踐。

◆原始反射整合

「原始反射」是指嬰兒面對特定刺激所產生的特定反射動作，多半會在一歲之前逐漸消失；然而有些人即使在成年後，也會在阿紅或小藍啓動時出現這種反射，並造成呼吸困難、感官訊息與外界刺激對應不上、難以流暢地移動肢體或維持姿勢等症狀。原始反射整合運動能透過簡單的動作調整身體，讓呼吸、感官和動作變得更順暢。

◆分子營養學

近年來，營養與自律神經之間的關係越來越受到矚目。簡單來說，「分子營養學」即是了解營養素如何在分子層級中調節並維持生理機能，能幫助我們了解吃什麼、怎麼吃，以及身體是否有能力吸收營養並排泄廢物。尤其迷走神經被認爲是與「大腦與腸道之間連結」有關的神經。透過學習分子營養學，我們也可以將焦點轉向腸道保健。

透過以上這些方法，希望各位都能學習並實踐更多不同調節身體的方法，並幫助自己更頻繁、更容易處於綠色狀態。

6-2

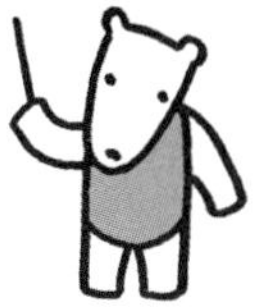

身體是我的「私有財產」？

從出生到死亡，我們一直與身體同在。由於總是和它形影不離，因此大家可能認爲「擁有身體」是很理所當然的事；換言之，在許多人的觀念裡，身體，是自己的「私有財產」。

但這是眞的嗎？**身體眞的是自己的私有財產嗎？**「我的身體」有屬於自己的生命，是存在於自然界的活物。眞的可以用「財產」或「物品」的角度來理解它嗎？

我並不是說「你的身體不是你的身體」，或是不能用這種角度去看待它。只是如果將它視爲財產，我認爲很容易產生「階級關係」「控制者與被控制者的關係」，或是「支配與從屬的關係」。

舉個例子，如果我說「我在生活中使用紙筆」，各位很可能認爲「我擁有、主宰並能控制紙筆」或「我比紙筆更優秀」。

如果我們更進一步，將紙筆改成「寵物」「植物」「家人」「朋友」「同事」……又會如何？即使我們從沒想過與他們建立「支配與被支配的關係」，但如果我們將它們視為「財產」，就有可能產生這樣的風險。

身體不是工具

這就是為什麼我希望各位能有這樣的心態：**身體並不是供自己支配和控制的工具**。

一般來說，人們傾向於認為身體是（只為了）滿足自己需求和欲望的工具。

「我」為了生活、為了適應環境、為了不在競爭中敗下陣來而努力、為了不過引以為恥的生活而拚命。因此，「我」傾向於強迫自己的身體「以工具的身分努力（為我）工作」。

身體是一個活生生的有機體。它沒有語言，但會向「我」傳達各種訊息，其原型就是各種「愉快／不快」的體感，也就是「莫名覺得不舒服」，或「就是覺得心情很好」等。

成長的過程中，他人、世界、思考和語言逐漸變得比自己的體感更重要，使得我們與身體溝通的機會也越來越少。

到這邊，各位是否也開始感受到「我」和「身體」之間的差異？爲了拓展各位對身體的印象，以下繼續爲各位說明。

人類的身體不只一種

就像世上有許多不同的動物，人類的身體也有許多不同的種類。大致上來說，包括「看得清／看不清遠處物體的身體」「聽覺靈敏／不靈敏的身體」「感官敏銳／遲鈍的身體」「記憶力好／壞的身體」「專注力高／低的身體」「手指靈巧／笨拙的身體」……可說是千差萬別。**由於身體的多樣性，使得我們並不總是能與別人擁有「共同經驗」**。

人類的溝通其實是基於「對方可能也有相同經驗」的假設。然而就像生物會持續朝著不同的方向演化，因此不同的體驗反而能增加物種存活或延續的機率。

到這裡，我們先總結一下「身體擁有多樣性」這一點。我們的身體有以下特徵：

- 每個人的天生氣質各有不同。
- 即使經歷同一件事，但我們所看、所聽或感受的方式並不總是相同
- 不同的經驗造就了不同的記憶，因此，就算面對同一件事情，每個人的反應也各不相同。
- 自律神經會對各種內外在刺激做出反應。

「身體的狀態」確實有許多不同的特徵，而且也不斷在改變。這就是爲什麼我們不可能和別人處於「相同」的狀態。在許多複雜因素的交錯影響下，「氣質」×「經驗／記憶」×「自律神經」×……所產生的變化根本難以計數。

換句話說，我希望各位了解一件事：**「我的身體」始終不斷在變化，也是「我」無法控制的；就算自己無法想像，身體還是不會停止改變。「我的身體」擁有許多「我」無法想像的不同狀態。**

「我的身體」如此難以控制，以至於無法用「擁有」來形容；它不斷在改變，可以出現許多不同的狀態，這都是「我」無法想像的。在這層意義上，**將「我的身體」視爲與「我」不同的東西，或許會更自然**。

如同「駕駛」與「車輛」的關係

在把「我」和「身體」分開思考時，有時我會把兩者的關係比喻成「駕駛」和「車輛」。

要了解一**個身體處於紅色狀態的人，不妨想像成駕駛著一輛「只要稍微加速就會暴衝的車」，或是「即使踩了煞車，也不會馬上停下來的車子」，大概就可以體會駕駛的心情了**。

有了這樣的想像，或許就更能體會處在紅色狀態的人是什麼感覺，比方說失眠的人、因爲太好動而讓旁人感到困擾的小孩、容易被激怒的人，或是忙到沒空休息的人等。

要了解一**個身體處於藍色狀態的人，不妨想像成駕駛著一輛「碰到煞車踏板**

就會馬上停下來的車」，或是「即使踩了油門，也不會馬上前進的車子」，大概就可以體會駕駛的心情了。

有了這樣的想像，或許就更能體會處在藍色狀態的人是什麼感覺，比方說大白天也覺得很睏的人、注意力無法持續而忍不住放空的小孩、逐漸陷入絕望的人、無法上班或拒學的人等。

此外，即使出現紅色或藍色的生理或心理反應，我也希望各位能將「我」和「身體」分開來看。從「身體平衡」或是「身體（對刺激）做出生理反射」的可能性來思考問題。

比方說，你覺得自己易怒或容易焦慮。這不是個性的問題，也不是你哪裡不正常，而是身體失衡所導致的：你體內的阿紅因爲太努力工作而導致過度敏感。問題不在於你。

比方說，你覺得自己很嗜睡或常常覺得寂寞。這不是個性的問題，也不是你哪裡不正常，而是身體失衡所導致的：你體內的小藍因爲太努力工作而導致過度敏感。問題不在於你。

比方說，你受心理疾病所苦。這不是個性的問題，也不是你哪裡不正常，而是身體失衡所導致的：這是各種神經做出反射的結果。

比方說，你有發展障礙（神經發展障礙），並因此感到困擾。這不是個性的問題，也不是你哪裡不正常，而是身體失衡所導致的：這是各種神經做出反射的結果。

我認爲，若能以這種方式思考，對當事人來說往往更有幫助。

不改變觀點就看不見的東西

接下來，我們將從「身體失衡」的角度來改寫人們以「問題」來描述的句子，並進行比較與反思。

- 那孩子是個過動兒，安靜不下來，老是晃來晃去的。
- 那是一個能與「冷靜不下來的身體」共存的孩子。
- 那個人沒有什麼幹勁，只會等別人的指示。

- 那是一個能與「難以湧現意欲，需要有人帶領的身體」共存的人。
- 我的伴侶總是很暴躁、咄咄逼人。
- 我的伴侶是個能與「脈搏和血壓很容易升高，難以感到穩定的身體」共存的人。

各位覺得如何？兩個句子相比之下，感受上是否有所差異？

明明是因爲車子有問題或故障，才使得運轉不順利，人們卻常直接說「這個人不會開車」。同樣的，明明是因爲身體出狀況，才讓生活不順，人們卻常直接說「這個人的性格/心理有問題」。這不是很不合理嗎？

除了「駕駛與車輛」的比喻，也有些人覺得以「騎師與馬匹」來比喻更貼切，畢竟馬匹擁有汽車沒有的「生命」。

無論如何，我認爲**只要將「人」和「身體」分開思考，就可以避免過度怪罪於人的情況**。因此，與其改善人的性格，不如更有意識地調節身體，調整自律神經，以維持身體平衡。在這層意義上，我相信只要了解並練習調整身體，就能讓自己擁有更多可能。

重點整理

- 我們可以從神經整體、療育整體、原始反射整合和分子營養學等方面獲得指示，做為調節身體的方法。
- 將「我」和「身體」分開思考，就能擺脫過度把「我」視為問題所在的惡性循環。
- 每個人的身體狀態都不同，而且每天都不同。由於我們很難擁有「完全相同」的經驗，因此時時觀察身體的狀態是很重要的。

結語
讓身體擁有更多「綠色能源」

非常感謝各位閱讀本書。能讀到最後，表示各位已經完全理解了「多重迷走神經理論」和「如何使用多重語」的基礎。接下來，請多多練習。

此外，希望各位不僅是「輸入」，也要「輸出」。觀察並調整身體（神經）與運動其實很類似。運動是靠身體來學習，神經的調節也是，是我們必須實踐才會眞正學到的東西。

「讓阿紅和小藍保持現在的樣子，並在生活中善用綠綠。」在實踐的過程中，也請各位務必牢記這句話。

因爲有各界人士的支持，才讓我得以完成本書。日本實業出版社的細野敦先生始終在背後支持我，讓我深受鼓舞。他說：「您對多重迷走神經理論的解釋十分容易理解，請務必讓我們分享給大家。」眞的非常感謝。

正如我在書中所說的，多虧了同爲心理師的夥伴四葉佐和子女士，才能創造出這套以三種顏色來表示的多重語。有了她的支持，讓我體內的綠綠得以與她連結在一起。謝謝。

感謝津田眞人博士耐心且細心的指導，讓我對困難的多重迷走神經理論有更深的認識。感謝您一直以來的指導。

我也非常感謝教我多重迷走神經理論的山口修喜先生，他以簡單易懂且饒富趣味的方式教會了我這套理論。

謝謝吉岩久志醫師，他告訴我包括神經整體在內的許多「身心奧妙與奇蹟」。和吉岩醫師在一起時，我總能親身體驗到三種自律神經的運作，對我而言是非常寶貴的時光。對於傾向於過度用頭腦思考的我來說，這樣的「體感學習」是難得的經驗。

我還要感謝松島眞一醫師，他以「培育一個能自行發展的身體」爲主旨，用有趣、溫柔且易於理解的方式教導我相關知識。透過松島醫師，我逐漸意識到任何人的神經系統都會隨著時間的推移而不斷發展。

我也從灰谷孝先生那裡學到了很多關於身體和發展的知識。今後仍想向他多多學習。

此外，我也要向DMW club、多重語學習小組、以及支持株式會社DMW的所有人表示誠摯的謝意。有了大家的支持，才讓我有動力勇敢表達自己的想法。謝謝各位，讓我獲得了大量的「綠色能源」。

若有人能透過這本書感受到「珍惜身體」「身體的可能性」和「多重語的可能性」，那眞是再好不過了。

感謝各位讀到最後。

Eurasian Publishing Group
圓神出版事業機構
用心與你對話・網野無限寬廣
究竟出版社
Athena Press

www.booklife.com.tw reader@mail.eurasian.com.tw

心理 089

你的煩惱，身體有解

釋放壓力，驅散焦慮，了解多重迷走神經的第一本書

作　　者／吉里恒昭
譯　　者／李璦祺
發 行 人／簡志忠
出 版 者／究竟出版社股份有限公司
地　　址／臺北市南京東路四段50號6樓之1
電　　話／（02）2579-6600・2579-8800・2570-3939
傳　　真／（02）2579-0338・2577-3220・2570-3636
副 社 長／陳秋月
副總編輯／賴良珠
責任編輯／林雅萩
校　　對／林雅萩・歐玟秀
美術編輯／林雅錚
行銷企畫／陳禹伶・鄭曉薇
印務統籌／劉鳳剛・高榮祥
監　　印／高榮祥
排　　版／莊寶鈴
經 銷 商／叩應股份有限公司
郵撥帳號／18707239
法律顧問／圓神出版事業機構法律顧問　蕭雄淋律師
印　　刷／祥峰印刷廠
2025年2月　初版

"POLYVAGAL RIRON" GA YASASHIKU WAKARU HON
by Tsuneaki Yoshizato

Original Japanese edition published in Japan
by Nippon Jitsugyo Publishing Co., Ltd., Tokyo

This Traditional Chinese edition is published by arrangement
with Nippon Jitsugyo Publishing Co., Ltd., Tokyo
in care of Tuttle-Mori Agency, Inc., Tokyo
through Future View Technology Ltd., Taipei.

定價 380 元　ISBN 978-986-137-470-3

所謂的解決問題，不是抹除它，
而是理解它，並與它牽手相伴。
只要看清問題的真面目，
掌握能靠自己就讓心變得平靜，以及自行解決問題的能力後，
就不用白白把力氣浪費在擔憂上。

——橋本翔太，《遇見內心的騎士》

國家圖書館出版品預行編目資料

你的煩惱，身體有解：釋放壓力，驅散焦慮，了解多重迷走神經的第一本書／吉里恒昭 著；李璦祺 譯 -- 初版 -- 臺北市：究竟，2025.02
288 面；14.8×20.8公分 --（心理：89）

ISBN 978-986-137-470-3（平裝）
1. CST：自主神經系統疾病　2. CST：生理心理學
3. CST：心理治療
415.943　　113019250